\在家就能做/

徒手復健伸展全書

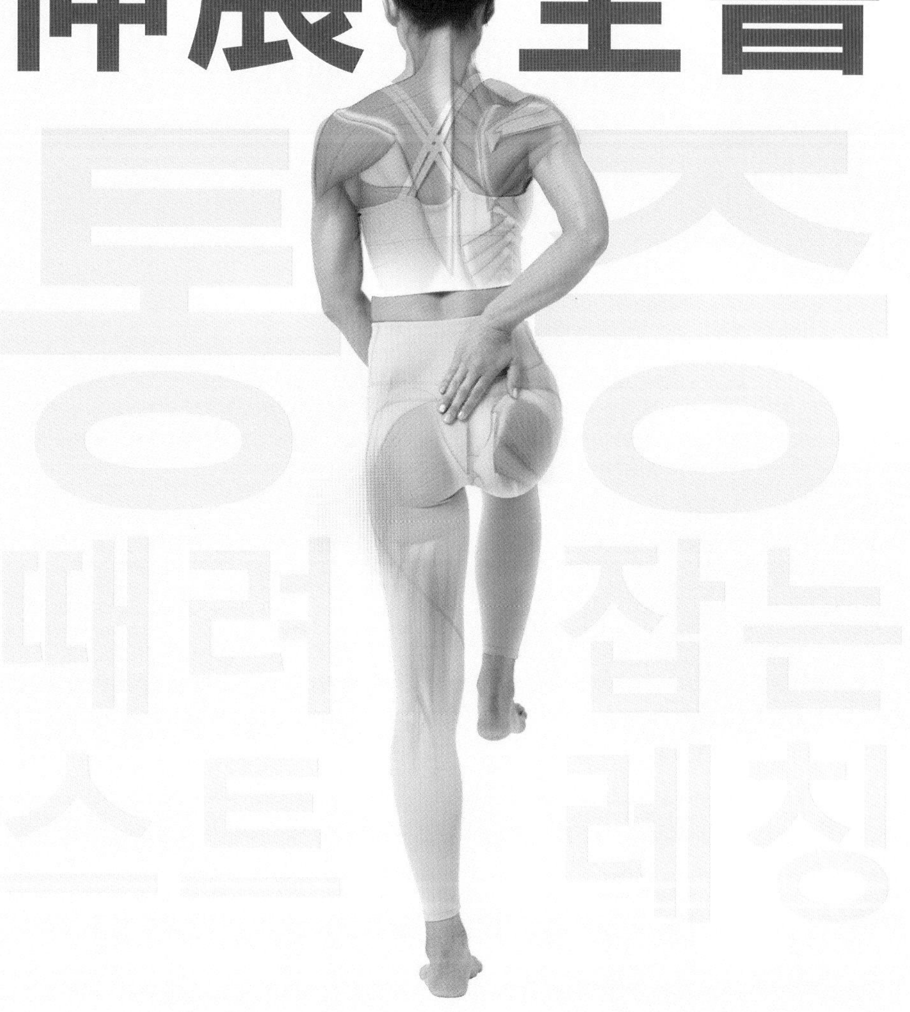

Prologue

每日的簡單伸展就能
根除頸部、肩膀、腰部、膝蓋、手腕五大疼痛

「我第一次聽說耶！」

「我沒想到我的身體已經變得這麼糟糕……」

這些話都是我最常在醫院聽到病患說的。

當病患因手腕痛而看醫生時，如果我先治療他的肩膀，大家第一個反應就是很訝異，那種眼神彷彿在說「為什麼不是治療疼痛的部位，而是治療好端端的地方？」不過，很多人就會立刻驚訝地表示「我的肩膀有這麼僵硬嗎？」

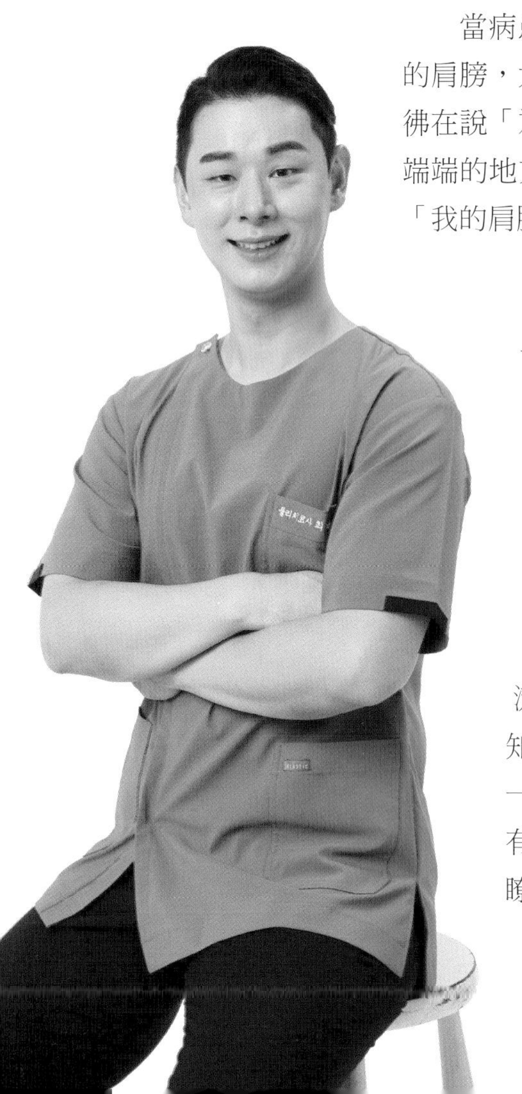

一般人都會認為如果身體哪裡不舒服而去看醫生，醫生就只會治療不舒服的地方，但很多時候疼痛的起因其實是在別處，而我點出病患壓根沒想到的地方，病患就會非常慌張，我目前都是負責看似令人「慌張」的治療（笑）。其實，身體只是乍看之下很正常，而我是依據人體的肌肉與骨骼的結構、神經與血管的流動、關節運動範圍等，綜合性地以醫學知識為基礎有系統地治療。無論如何，第一次體驗到的病患都會非常不適應，所以有些人甚至會提出疑問，也有些人會想要瞭解身體的運作機制為何。每次有人提問

時，我都努力用簡單方式說明，但以現實的角度來看，在醫院治療的過程中一一說明原因會非常吃力。

為了幫助病患在家裡就能解開疑問並照顧自己的身體，我開始經營YouTube頻道《物理治療師PT在錫》。很多病患因此向我道謝，他們說看YouTube影片後，瞭解到疼痛的原因與解決方法，而我也透過訂閱者在頻道上的留言接觸到各種案例，從最輕微的疼痛、慢性疼痛、急性疼痛到複合性疼痛等，讓我的治療體系更健全。

在這本書中，收錄我在醫院和頻道上被問到最多的核心內容，特別著重在國人身上最常見的五大疼痛，所以無論男女老少，任何人身體不適時都能翻開這本書立刻操作。為了讓沒有具備運動力學相關專業的人也能輕鬆閱讀，我盡可能用簡單的詞彙來說明疼痛的原因、發生的原因以及解決方法，只要依序閱讀就能立刻瞭解身體的疼痛。

希望這本書能幫助許多人擺脫疼痛、度過幸福的生活，也希望這本書能讓相關領域的專家再次思考本書提到的方法。期盼這本書能帶給各位幫助。

「運動要配合自己的狀況，不要讓自己受傷！希望今天你也過得健康又幸福。」

崔在錫

Contents

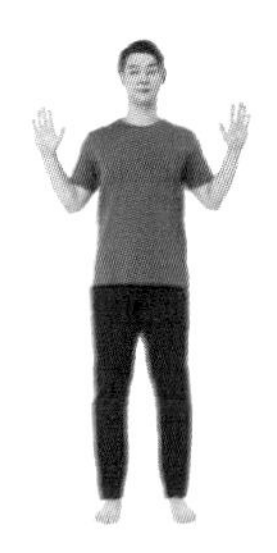
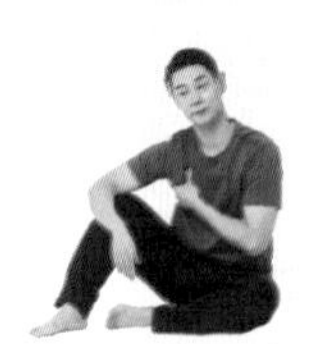
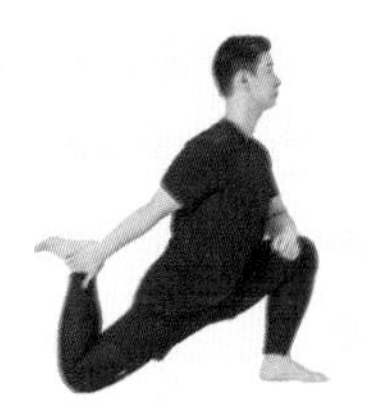
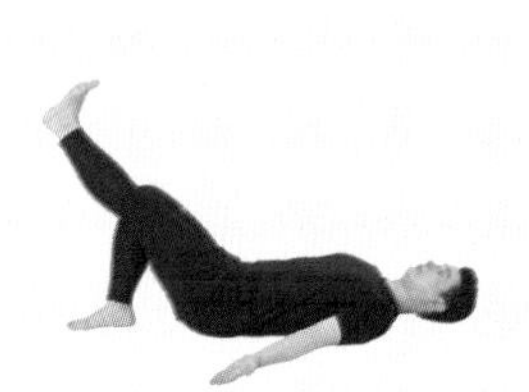
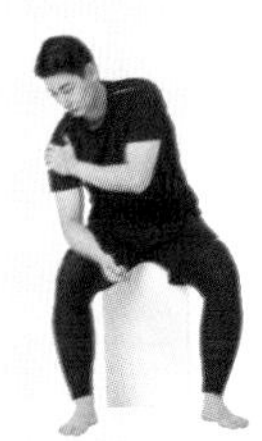

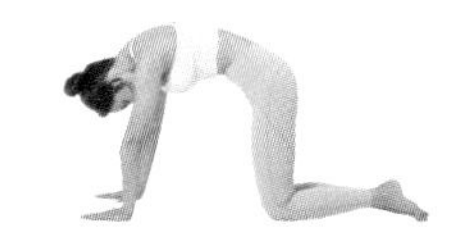

Chapter1
外科病患第一名「背部與肩膀疼痛」

Chapter 2
所有年齡層住院人數第一「腰痛」

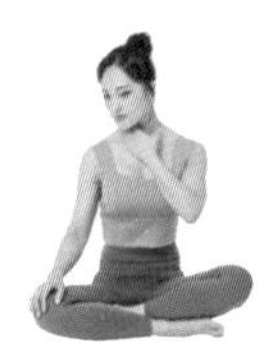

Chapter 3
醫療費用支出第一名「膝蓋痛」

Chapter 4
從十幾歲開始發病「頸部疼痛」

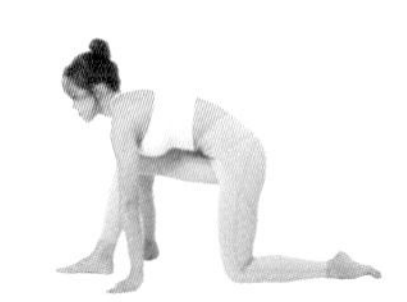

Chapter 5
上班族的痼疾「手腕與手肘疼痛」

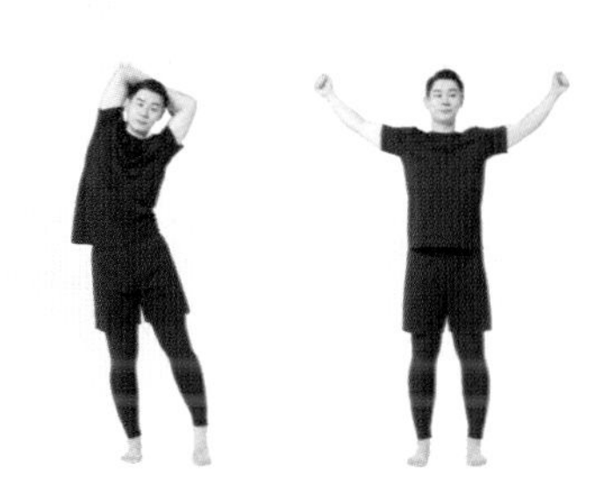

BASIC GUIDE

伸展也有分正確、不正確？

戲劇裡的人物早上醒來時最先做的動作就是伸懶腰，上網搜尋「伸懶腰」會出現「伸展（stretch）」這個詞彙。**這本書的主題是伸展**，是很多人都知道的行為，也是在生活中常常會自然而然做出的動作。

這麼說來，我們對伸展瞭解多少呢？**伸展雖然是讓肌肉舒服地延伸、維持身體平衡的動作，但如果做錯了，反而可能傷害身體，是一把兩刃劍。**

舉個例子好了，在脖子常常疼痛的人當中，有很多人的斜方肌很脆弱。身體一直用脆弱的斜方肌支撐肩膀重量、輔助頸部活動，到後來往往會把肌肉延伸拉長，造成壓力。這種人總是頸部疼痛，更嚴重一點還會引發頭痛，不過已經被延伸拉長的無力斜方肌，透過伸展再次拉長是正確的方法嗎？

還有想想看，學生們每天都低頭努力念書，頸部前側肌肉縮短，只有頸部後側肌肉延伸，造成頸椎過直。當學生哀號說後頸疼痛時，到底該伸展哪裡呢？大部分的人都會認為要按摩並伸展疼痛的部位，但這不一定是正確答案。有時候反而要適時加強不痛的地方、離疼痛部位較遠的地方，因為我們的身體是許多部位連結起來活動的生命體，疼痛的原因可能不只是疼痛發生的部位。

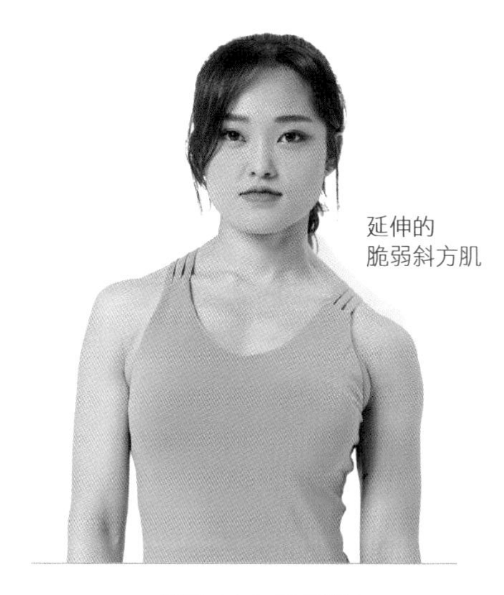

一側的斜方肌變弱
→若錯誤伸展就會惡化

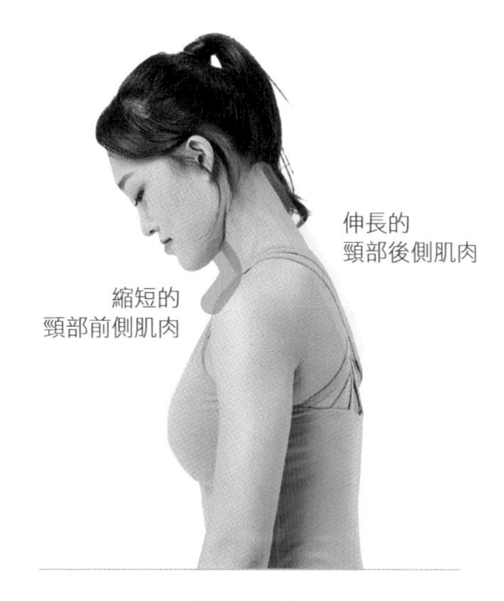

頸椎過直
→伸展縮短的前側肌肉

書中不僅會說明該伸展哪裡來消除疼痛，還會說明疼痛發生的原因、解決疼痛的過程、防止疼痛復發的方法等，綜合性提到肌肉骨骼系統以及關於疼痛的一切。此外，這本書也有自我檢測清單、解決方法與實用的祕訣，幫助讀者找出疼痛的原因，然後自行按摩並伸展不適的部分。雖然還不到需要看醫生的程度，但如果身上已經有某處疼痛，或是因姿勢錯誤導致特定部位總是不舒服，那麼在閱讀這本書的時候照著伸展看看吧！只要持續做下去，一定能感受到身體的改變。

據統計2019年健保門診近七十二萬人使用非類固醇類痠痛貼布，全年開立七千一百多萬片，給付總額超過一億二千萬元，較2013年增加近百分之七，處方數量成長近百分之六。這表示病患負擔的費用也在增加。因此本書依據現代人最常罹患的五大疼痛構成五大章節。大部分的國人至少都經歷過五大疼痛中的一種。

如果只是稍微痛一下就還好，但很可惜的是，因錯誤的姿勢或習慣而引起的疼痛，有很高的可能會在經年累月之下演變成慢性疼痛。所以重點應該要找出根本的解決之道，而不是吃強效的消炎止痛藥來抑制疼痛。現在就學習正確且簡單的伸展法來維持身體健康，減少醫療支出吧！

爲什麼關節和肌肉會疼痛？

人在老化的過程中，身體會自然而然地出現問題，因為年紀越大，體力就會越差，關節的軟骨也會磨損。不過，有些高齡者即使爬山依然毫不費力，但也有二十幾歲的年輕人因膝蓋痛而看醫生，也就是說，問題並不僅僅是老化。

那些常常說身體不舒服的人，其中有很多人都長期維持錯誤的姿勢，他們在生活中持續做出會引發疼痛的行為。

打個比方來說，長時間坐著念書的國高中生沒辦法達到該年齡的活動量，全身肌肉一定會變弱。再加上，讀書時坐著膝蓋彎曲、全身蜷縮向前傾，造成大腿後側肌肉和胸部肌肉縮短，臀部與脊髓肌力變弱，關節變形，進而引發疼痛。這個姿勢如果持續太久，終究會演變成頸椎過直、烏龜頸或是膝蓋疼痛，而需要看醫生。

我們的身體各個部位緊密相連且互補，如果身體某一部分出現問題，其他部分就會非常體貼地代為幫助，也就是「代償」，讓出現問題的部分能充分休息。假設是臀部受傷，那麼大腿後側的肌肉和腰部肌肉就會從上下輔助臀部肌肉，幫忙連結上半身與下半身，讓身體能活動。不過，又不是一兩次，如果每天持續承受同樣的壓力，勢必會落入惡性循環「肌力變弱→使用其他部位→變得更弱→再使用其他部位」。

問題是，我們讀書或上班時的姿勢本身就會引發惡性循環。如果一天身體蜷縮地坐八個小時，身體前側就會收縮、結成硬塊；相反地，身體後側會過度延伸。這樣的狀態持續久了，身體就會像失去彈性的橡皮筋一樣瞬間崩毀。

現代社會中不可能完全不念書、不工作、不做家事，所以需要對策，打破惡性循環，而伸展就是任何人都能輕易接觸、讓身體快速恢復的對策。

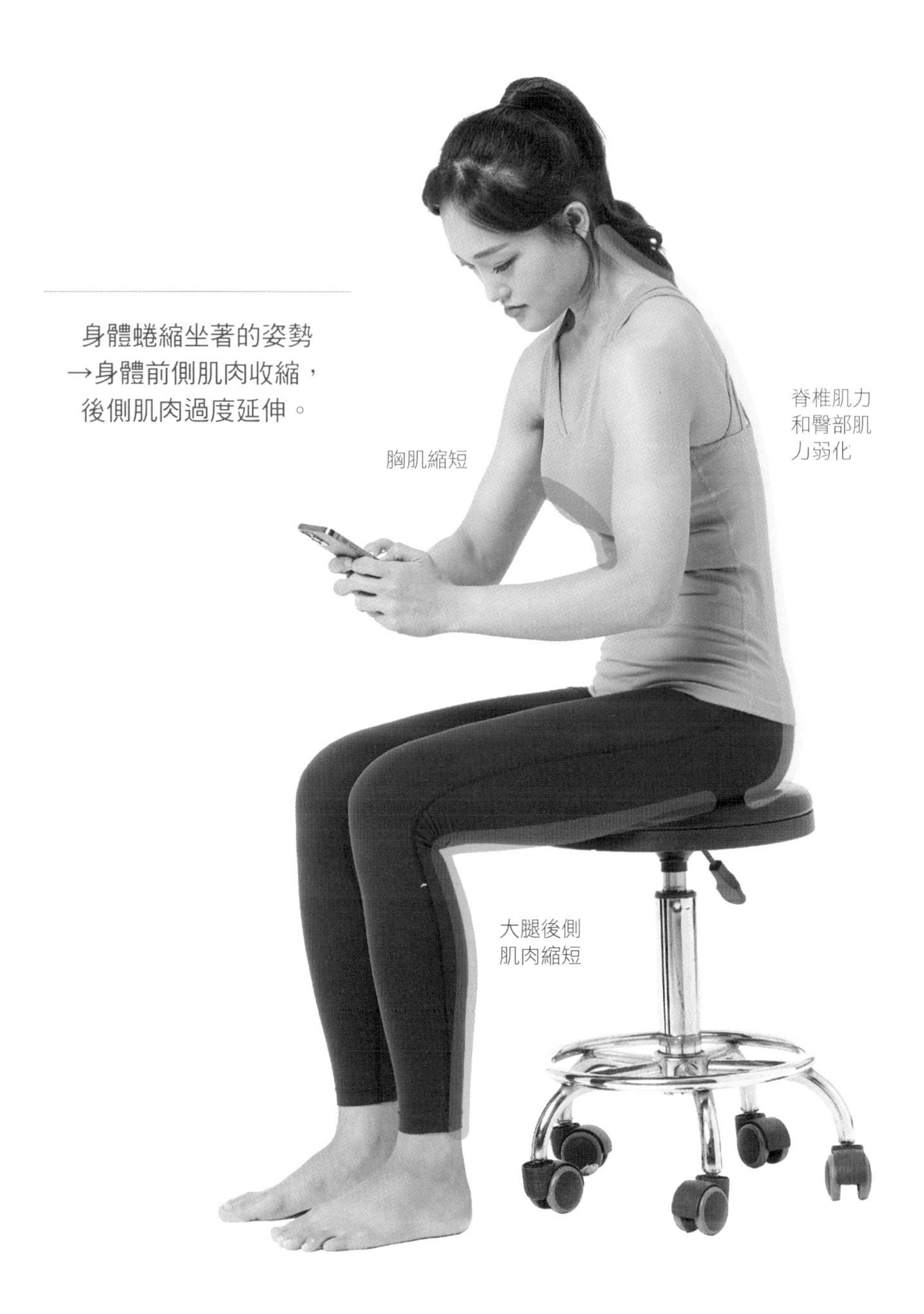

身體蜷縮坐著的姿勢
→身體前側肌肉收縮，
後側肌肉過度延伸。

伸展如何消除疼痛？

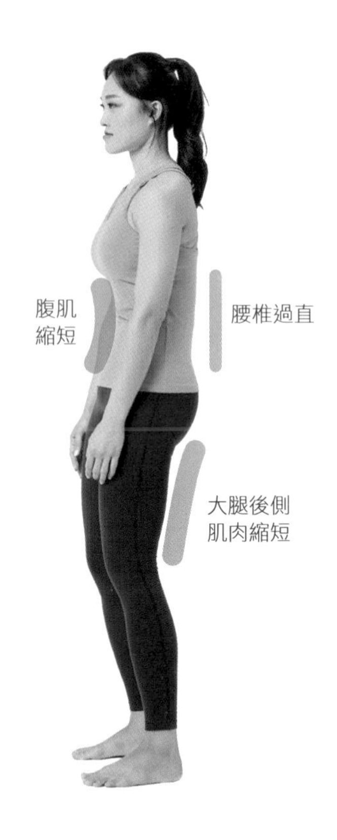

伸展大致上能消除兩種疼痛，一種是因肌肉縮短而引發的疼痛，一種是因肌肉延伸而引發的疼痛。試想，當你用力握拳五秒後再放開，掌心會因為血液不流通而泛白，這就是肌肉縮短的狀態。當肌肉縮短且僵硬時，就會像積水腐臭那樣累積老廢物質，血液無法循環，也會因不停地出力而引發疼痛。**伸展的功能是讓這樣縮短的肌肉舒緩，也就是讓握緊的拳頭展開。**縮短的肌肉舒緩後，就能排出老廢物質，血液會正常循環，疼痛也會消失。

接下來換個方式，除了拇指以外，把其他四根手指頭用力往後摺看看，掌心會像握拳那樣泛白，血液無法流通。強迫肌肉延伸會使得血液無法正常流通，而肌肉會為了維持延伸的狀態持續出力，到後來就會受到壓力。**這樣延伸的肌肉也要透過伸展回到正常狀態。**

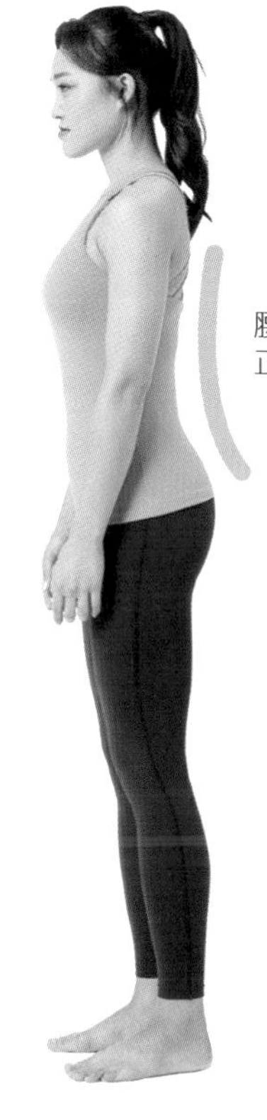

伸展能讓縮短的肌肉自然地舒緩，回到正常的長度，也能讓以延伸的姿勢施力而出現問題的肌肉在正常的長度內施力。

生活在地球上的所有人都會受到重力的影響，所以要以正確的姿勢有效率地跟重力抗衡。不過，身上各處已經被縮短或拉長的肌肉，會讓原本像彈簧一樣有彈性且舒服的姿勢變成沒有效率的姿勢，如腰椎過直、頸椎過直，進而引發疼痛。**已經因姿勢錯誤而縮短或過度延伸的肌肉長度，若能透過伸展回到正常狀態，那麼不只是消除當下的疼痛，還能防止之後可能出現的二次疼痛。**

除了以上簡單明瞭的幾個原因之外，其實伸展也能幫助我們正常使用身體的肌肉，還能改善身形、恢復活力等，發揮多種效果。這也是伸展對任何人而言都是必要學會的原因。

肌肉有一定的使用順序

這本書的核心內容就是透過伸展，矯正肌肉使用順序。**肌肉原本有一定的使用順序，有些肌肉是先使用的，有些肌肉是後使用的。**一般來說，會先使用維持身體穩定的肌肉，如深層的肌肉、接近軀幹的肌肉、抵抗重力的肌肉，讓身體在活動前形成堅固的支撐，之後會使用直接活動的肌肉，也就是淺層的肌肉、距離軀幹較遠的肌肉，讓身體可以安全且強而有力地活動。

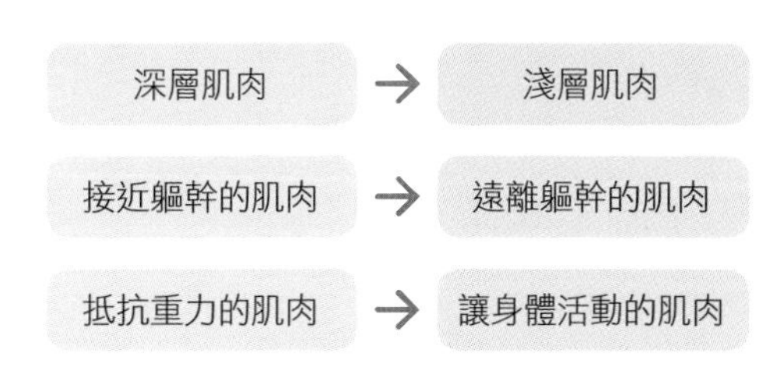

我舉個簡單的例子來幫助理解。當我們要提起重物時，正常的肌肉使用順序如下：

1. 腹橫肌、骨盆底肌等核心肌肉保持緊繃，確保身體的穩定。
2. 臀部肌肉與豎脊肌等抵抗重力的肌肉保持緊繃。
3. 旋轉肌袖與肩膀深層肌肉保持緊繃，確保穩定。
4. 使用三角肌、二頭肌、手臂肌肉等抬起物品時活動的肌肉。

也就是說，讓身體穩定的核心肌肉會先使用，等抵抗重力的臀部與脊椎肌肉活動後，抬起物品時出力的肩膀肌肉再保持緊張，預備做出穩定的活動，實際抬起物品的肌肉是到最後才使用的，因為在活動前要先讓身體徹底預備好。

可是，如果肌肉使用順序出錯，會發生什麼事呢？在身體穩定、預備好之前，準備抬起物品的手臂肌肉就會先保持緊繃，之後才會為了克服物品的重量而用到豎脊肌等抵抗重力的肌肉。這麼一來，就根本沒有使用到支撐身體的核心肌肉與固定肩膀的肩膀深層肌肉。

因為沒有肌肉讓軀幹和手臂穩定，腰部和肩膀當然就容易受傷。實際上我常看到身邊有些人只用手臂肌肉抬重物，造成腰部和肩膀受傷的情況。

問題在於，肌肉使用順序錯亂的人比想像中還要多。有些肌肉已經因錯誤姿勢而持續縮短、變得敏感，使得身體優先使用這些肌肉，而非正常長度的肌肉，造成肌肉使用順序一團亂。肌肉使用順序一旦錯亂，就會在還沒有穩定支撐身體之前開始活動，由於身體在不安全的情況下行動，關節的移動也會不正常地移位。這種狀況持續久了，關節、肌肉與其他軟組織一定會出問題。

很遺憾的是，縮短的肌肉往往都是我們生活中常使用的肌肉。因為在錯誤的狀態下持續使用，造成惡性循環，所以已經縮短的肌肉會縮得更短、變得更僵硬。這個問題不會因為時間久了就自然而然改善，所以要另外透過運動或治療等方式解決。

伸展會讓這些縮短的肌肉再次延伸，回到正常的長度，跟原本的其他肌肉合作，藉此以正常的順序活動，降低肌肉不正常的敏感度，矯正肌肉使用順序，讓關節的活動回復到原本的狀態。

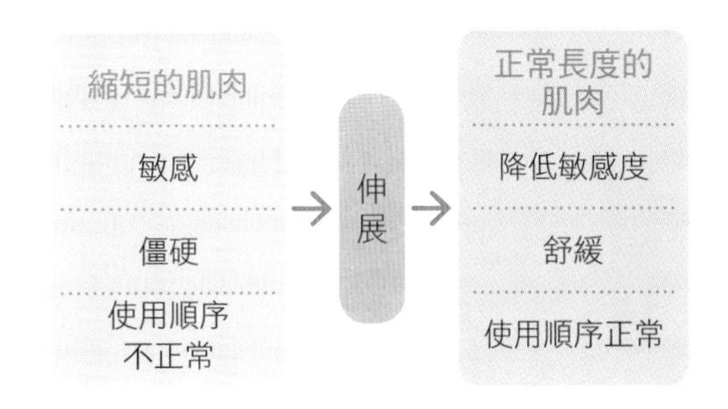

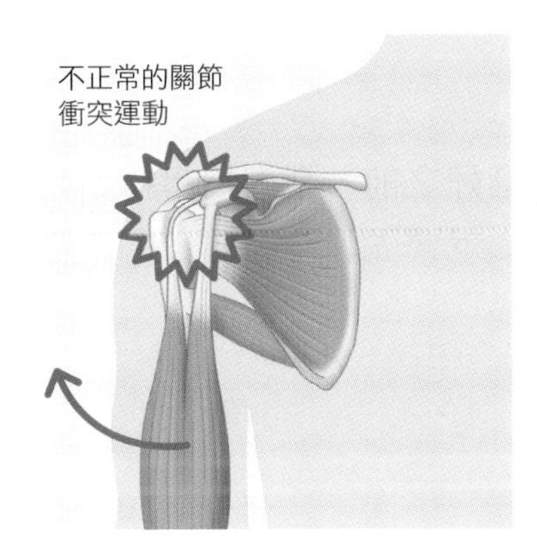

肌肉使用順序錯亂，引發的代表性問題就是「旋轉肌袖撕裂」。如果在二頭肌與胸肌縮短、肩膀的旋轉肌袖肌力變得脆弱的狀態下，突然抬起重物或是做出快速的動作，關節就會碰撞，傷害肌肉和關節。因為是在肌肉無法維持肩膀穩定、肩膀活動不順的情況下過度活動的緣故。

容易縮短的肌肉 —•

容易拉長的肌肉 —•

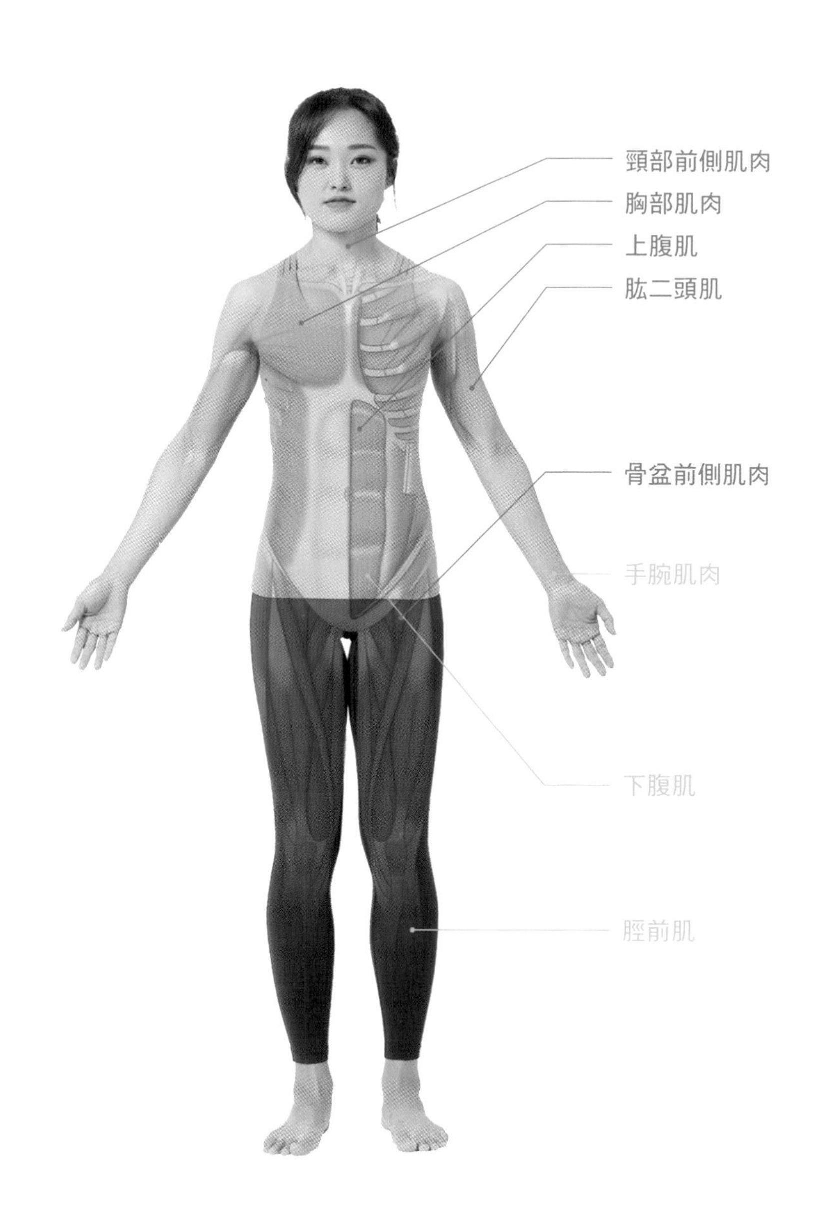

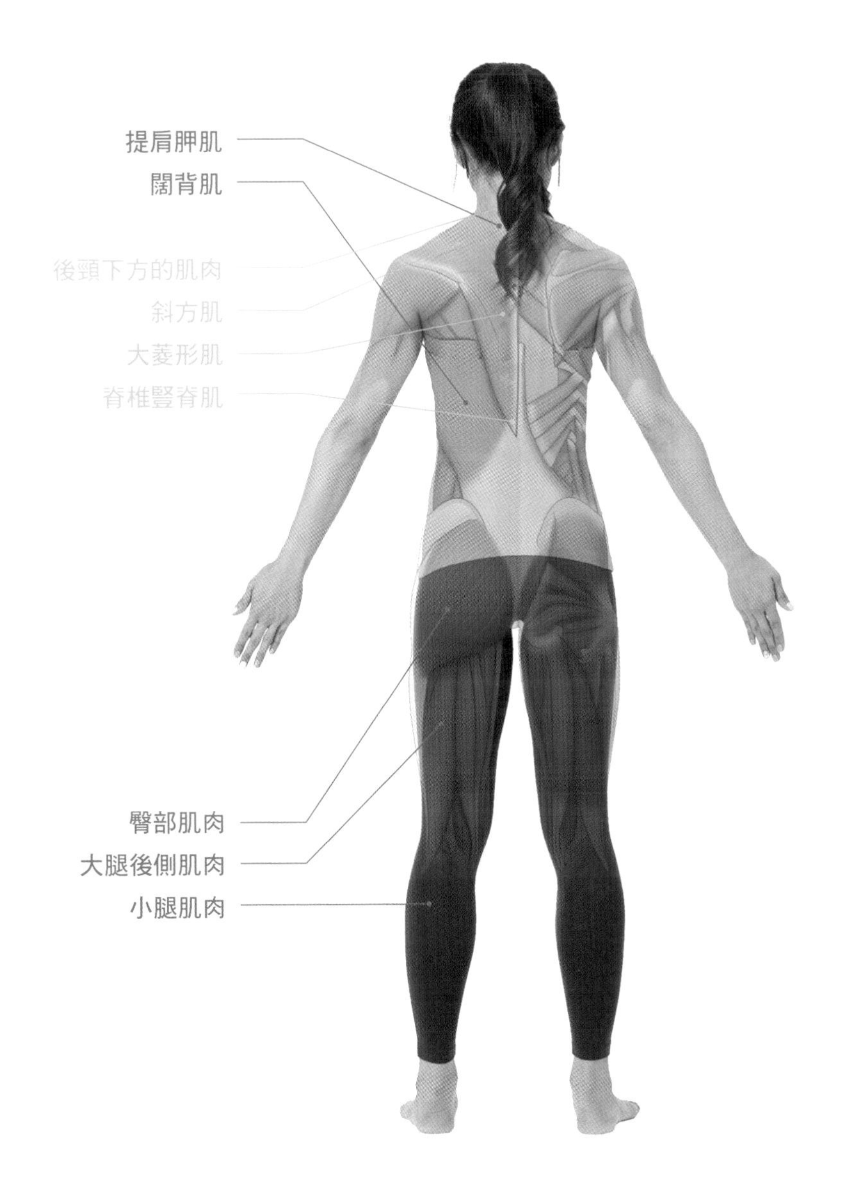
提肩胛肌
闊背肌
後頸下方的肌肉
斜方肌
大菱形肌
脊椎豎脊肌
臀部肌肉
大腿後側肌肉
小腿肌肉

透過伸展可以消除疼痛的原因

當身體疼痛不適時，大部分的人都會從有問題的地方開始伸展，脖子痛時伸展脖子，手腕痛時伸展手腕。當然這麼做是一個好的對策，但有時候根本幫不上忙。更多的時候反而是要有智慧地伸展其他部位，也就是造成疼痛部位負擔的相反的肌肉；應該要一起活動，卻沒有合作的肌肉；代替脆弱的部位出力的其他部位的肌肉。

我會各舉一個例子。假設你久違地去散步，結果腳踝以上的小腿前側肌肉非常疼痛，這種時候該伸展哪裡才好呢？伸展疼痛的小腿前側肌肉當然有幫助，但其實伸展沒有那麼痛的小腿後側肌肉效果更好。為什麼會這樣呢？答案在於縮短的肌肉。

走路時腳跟要先接觸地面，吸收衝擊後再自然地將重心往前移動，但如果後側的小腿肌肉已經縮短，腳尖就會比腳跟更先接觸地面。如果希望腳跟先接觸地面，那麼就要強迫已經縮短的小腿後側延伸，用力抬起腳背，但此時小腿前側肌肉已經用得比平常多上許多，所以才會肌肉疼痛。**疼痛原因雖然是小腿前側肌肉，但疼痛的根本在於已經縮短的小腿後側肌肉，所以長期來說，伸展小腿後側肌肉是更有效的。這稱為「拮抗肌伸展」。**

再舉一個例子，身體向前彎時，會因為身體後側肌肉無法延伸而出現腰痛。如果想要彎曲上半身，全身後側都要延伸才行，但如果臀部肌肉和大腿後側肌肉已經縮短，無法正常地延伸，腰部肌肉就會代為過度延伸而出現疼痛。

這種時候，**相較於處理腰痛，應該要伸展臀部肌肉和大腿後側肌肉，它們原本該跟腰部一起延伸出力，這樣才能消除疼痛。這稱為「協同肌伸展」。**

身體向前彎時，若臀部肌肉
和大腿後側肌肉已經縮短，
就會由腰部肌肉代為延伸，
引發腰痛。

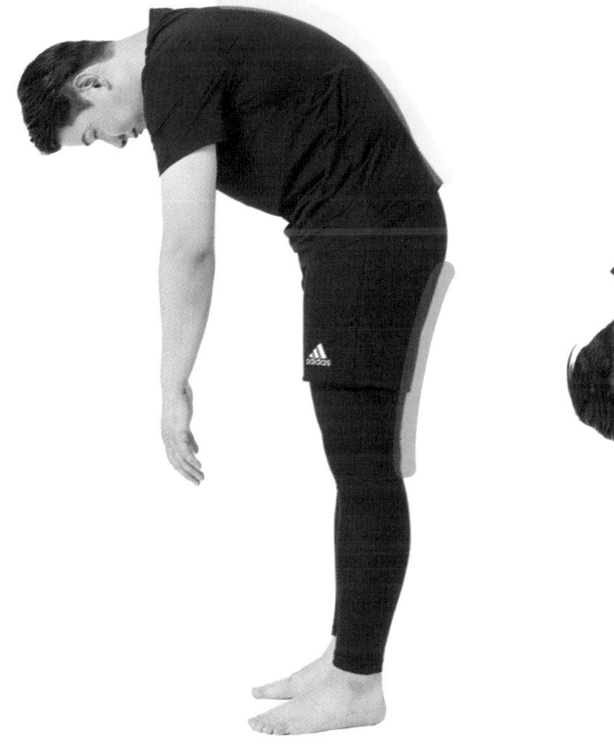

舒緩身體後側的所有
肌肉來緩解疼痛。

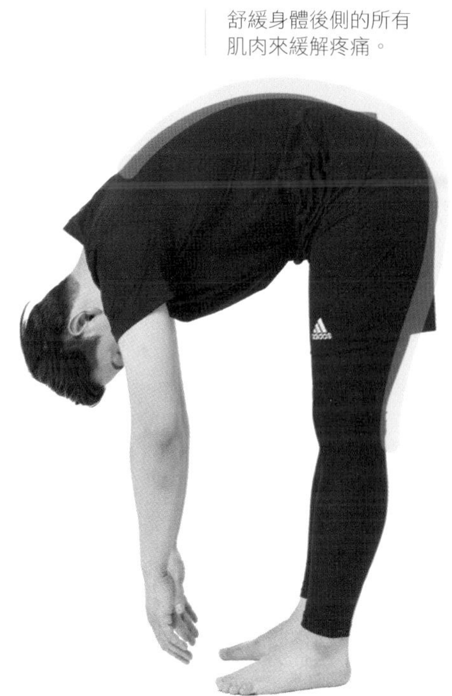

最後再舉一個手腕痛的例子。手指肌肉從手肘連結到指尖。手腕痛源自於脆弱的手腕部位肌肉承受壓力，這時如果伸展手腕，反而會讓手腕部位的肌肉更鬆弛、更脆弱，引發更大的問題。**這種時候要伸展已經僵硬、沒有在活動的手指，或是按摩連結手腕的前臂肌肉，降低手腕的負擔。這稱為「同個肌肉不同部位的伸展」**。

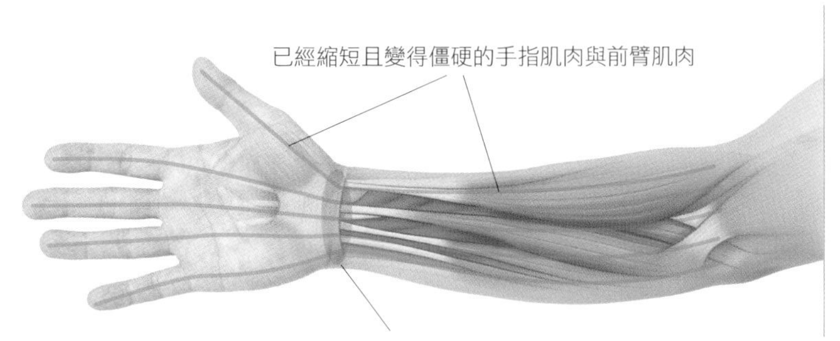

疼痛時要像這樣找出疼痛的原因，確實地針對造成疼痛的部分伸展，才能減輕疼痛。本書會按照疼痛的部位，針對引發疼痛的肌肉提供伸展方法，所以請充分閱讀說明部分，理解後再伸展，可以發揮更大的效果。

靜態伸展與動態伸展

本書的伸展大致上分為兩個部分，**也就是緩緩地維持動作的「靜態伸展」與溫和地反覆活動的「動態伸展」**。兩種伸展是互補的，建議兩種都做。書中會將這兩種分為STEP1和STEP2，因為這裡的重點在於順序。**一定要先做STEP1的靜態伸展，之後再做STEP2的動態伸展。**

靜態伸展就像是走一條新的路。假設有條路很久都沒人走過，當你要走上那條路時，一定要先小心翼翼地觀察附近情況好好地走過，下次走那條路時才會走得又放心又快。**靜態伸展就像讓長期僵硬的肌肉慢慢伸長的過程**，它的特徵就是反覆只做一個動作，所以整體來說很單純，能維持平穩的呼吸、調整強度，也能自行控制，避免錯誤的姿勢或是會受傷的姿勢，很容易跟著圖片或影片做。這可以說是伸展的起點。

動態伸展是拓寬熟悉道路的過程。如果已經透過靜態伸展開出單線道，那麼就要透過動態伸展徹底適應那條路並且拓寬。**動態伸展並不只是單純地延伸肌肉，它會讓目標肌群收縮或舒緩，而與那肌肉相反的「拮抗肌」也會收縮或舒緩，因此避免肌肉間互相刺激、帶來壓力。身體必須習慣如何正確使用恢復到正常長度的肌肉**，而且動態伸展還能一併使用該肌肉附近的肌肉，解決所有可能會讓肌肉再次縮短的因子。

肌肉並非純粹由蛋白質構成，它跟神經相連且能調節神經，就像一台電腦。如果已經透過靜態伸展修復電腦的鍵盤、滑鼠、主機，那麼就要透過動態伸展修正電腦內的程式，預防問題再次發生，讓電腦運作更順利。

重建毀壞身體的伸展法

伸展法是指一般的伸展順序，也是本書的順序。**伸展是讓肌肉延伸的行為，如果沒有按照這個順序，而是用錯誤的方式伸展肌肉，肌肉可能會受傷，或是出現問題，所以要注意才行。**

一開始要先按摩。橡皮筋如果已經有一部分裂開或是鬆弛，那麼拉橡皮筋的時候，那部分很有可能會在全部拉長之前就先斷掉，肌肉也是一樣，為了讓整體都能順利延伸，不致受傷，在伸展前要先透過按摩舒緩整體肌肉。若沒有在伸展前舒緩肌肉，就算是做同樣的姿勢也可能是伸展到別的肌肉，而非目標肌群，因此務必按照本書順序按摩。

前面說過，伸展分為靜態伸展（STEP 1）和動態伸展（STEP 2），順序是先做靜態伸展再做動態伸展。如果說靜態伸展就像數學的加法和減法，那麼動態伸展可以說是乘法和除法。如果先做動態伸展，就可能會因為縮短的肌肉無法延伸而做出錯誤的動作。要習慣先透過靜態伸展讓肌肉長度充分延伸後，再透過活動的動態伸展正確地使用肌肉。

通常透過按摩、靜態伸展和動態伸展能減輕一定程度的疼痛，但這本書還加入了一個步驟，也就是Power Program。本書的最終目標是解決疼痛並預防，若要達到這點就要讓身體持續維持正確的平衡，但很可惜的是，在日常生活中，脆弱的肌肉會再次破壞身體的均衡，讓肌肉縮短。**而Power Program會強化已經回到原位的肌肉，確保肌肉不會又縮短，是最終完成的階段。**

伸展的順序就像重新蓋出建築物一樣。要拆毀（按摩）老舊的建築物，打好基礎後（靜態伸展），建立骨幹（動態伸展），然後用水泥固定（Power Program）。不要因為疼痛就胡亂伸展，而是要按部就班重建身體，這點是很重要的。

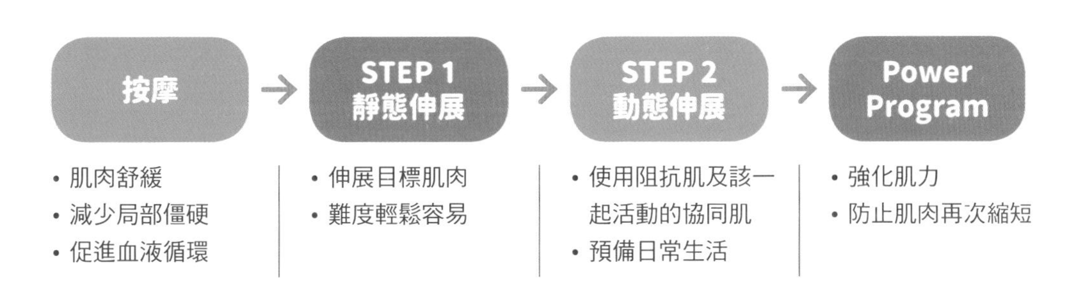

伸展是有順序的，方法也有很多，但該小心的注意事項是一樣的。必須在維持穩定呼吸的情況下，只在能負荷的範圍內操作。就算自認柔軟度很好，還是不可以過度超過書中提到的正常關節活動範圍角度（請參考p.35）。

此外，各部位細節注意事項都寫在伸展教學頁，請閱讀後安全地進行伸展。

必須無意識地維持正確的姿勢

如果你常常聽到別人說「姿勢要端正！」，或是每天都如此地提醒著自己，那麼一定要注意看以下的內容。

我們的身體會在無意識中採取姿勢，尤其小腦負責相當重要的部分，小腦讓人不需要有意識地努力就能維持身體姿勢、保持平衡。如果希望在小腦的影響下維持正確的姿勢，就一定要讓肌肉維持適當的長度、保有正常的力氣，同時也要有良好的活動型態，這樣深層肌肉與穩定肌肉才能一起合作，形成正確的姿勢。**當身上的肌肉縮短、僵硬或是沒有力氣時，身體就會破壞小腦無意識的動作型態，然後讓身體適應**，因此才會形成沒有效率的動作與錯誤的姿勢。

那麼，該怎麼做才能有意識地矯正錯誤的姿勢呢？先說結論，這麼做反而會出現反效果。如果刻意維持某個姿勢，就不是使用小腦，而是使用大腦來控制肌肉，這時使用的肌肉是淺層肌肉，也就是透過使出力氣來活動的肌肉。常見的情況是，乍看之下會覺得動作正確，但維持那個姿勢反而會不自在又有壓力，因為使用的是功能不合的肌肉，也因為是刻意努力維持的姿勢，所以稍微分心時，姿勢就會立刻歪掉。

如果平常無法在無意識中採取正確的姿勢，那麼就要先伸展已經縮短而僵硬的肌肉，因為它們會妨礙身體採取正確的姿勢，之後再給予適當的刺激，導正肌肉使用順序。要這樣一步步重整肌肉，也才能在無意識中採取正確的姿勢。

有意識與無意識維持姿勢，造成的肌肉使用結果

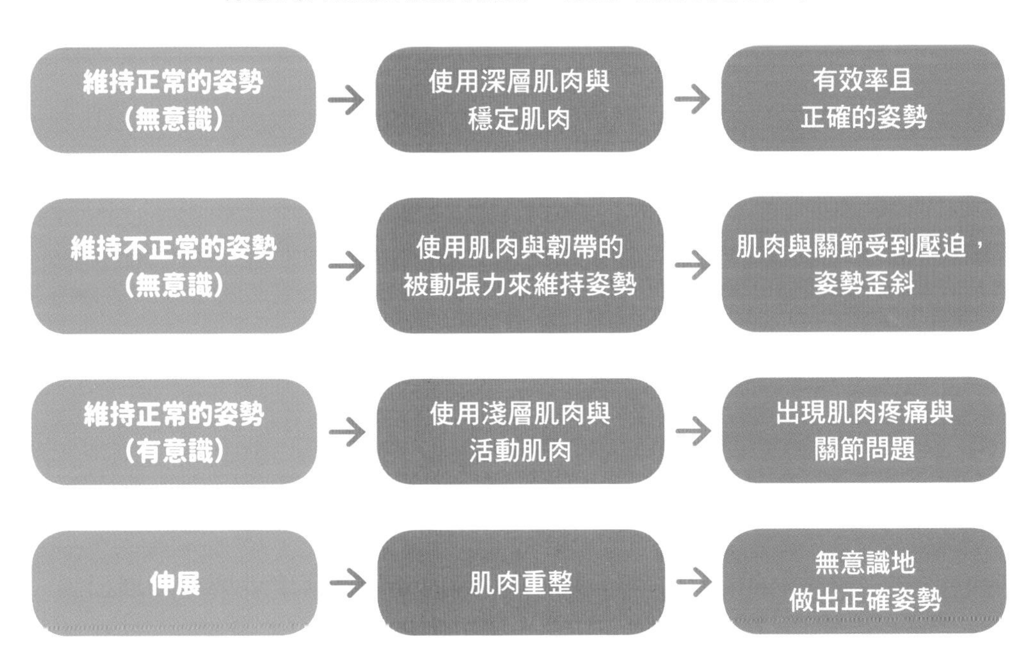

伸展能塑造強壯的肌肉、好看的肌肉線條

很多人會因為想擁有強健帥氣的肌肉而一股腦地使用沉重的啞鈴器材，挑戰高強度運動，但若想擁有強健帥氣的肌肉一定要搭配伸展。

伸展是讓肌肉延伸，不是強化，怎麼會說伸展能讓肌力變強呢？答案在於肌肉的長度。

如果運動時姿勢錯誤，或只有一側的肌肉做高強度的運動，就會造成局部肌肉縮短。跟正常的肌肉相比，縮短的肌肉很難增強肌力。就算能增強肌力，肌肉也會很小，整體形狀不會變大，**因為肌肉只有在正常的長度才能被好好鍛鍊，縮短的肌肉能增強的幅度是有限的。**

一起做個運動看看。在握拳的狀態下張開一半的手然後再握拳，跟手完全張開後再握拳，只要重複五遍立刻就能親身理解。如果只張開一半就握緊，就會很明顯地感受到肌肉所有的部分無法平均地放鬆。

要確保肌肉的長度，出力的範圍才能增加，整體而言也才能形成又寬又大的肌肉。短的肌肉難以發揮正常的力量。此外，縮短的肌肉變得僵硬後，還可能破壞身體線條。要是用這種肌肉運動，大部分的狀況就是只有某個部位突出，整體並不美觀，所以如果想要擁有強壯好看的身材，絕對需要伸展。

伸展時
上下關節部位都會一起

在這本書中，伸展疼痛部位時，不會只伸展那部位，而是會連該部位的上下關節和肌肉都一起伸展，因為很多部位的肌肉兩端都是跟其他肌肉連結或重疊的。

以生活中常使用的肩膀關節為例，肩膀跟連接軀幹的胸肌以及連接手臂的肱二頭肌重疊，所以肩膀疼痛時，不只是肱二頭肌，連跟肱二頭肌連接的手肘也要一起伸展，才能讓肩膀關節使用起來更順暢。

我們的身體有很多「多關節肌肉」都是像這樣連結兩個以上的關節，此外大部分的關節是以肌肉跟上下的關節連結，所以關節出問題時，若沒有跟上下關節一起伸展，疼痛就可能會復發。

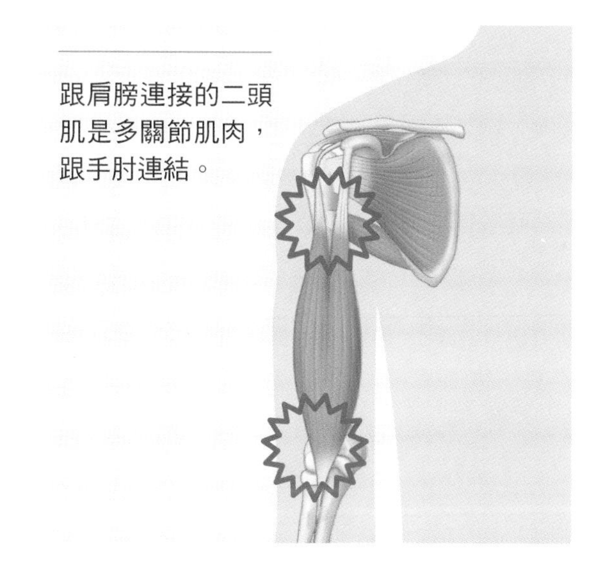

跟肩膀連接的二頭肌是多關節肌肉，跟手肘連結。

要一起伸展上下部分還有另一個原因。**筋膜可說是肌肉的包裝紙，包覆著肌肉，捆住以同樣的型態活動的肌肉，形成一直線，幫助人體更有效率地運動。**這些筋膜形成筋膜線，所以同時伸展許多關節是更有效率的。**如果掌握原因後連同與該肌肉形成同一筋膜線的肌肉一起伸展，就能更有效地消除疼痛。**

肌肉透過筋膜彼此連結，所以缺點是，如果一個地方被破壞，相連的肌肉也會出問題。正因如此，如果連同跟肌肉相連的上下關節一起伸展，甚至跟同一筋膜線的肌肉一起伸展，效果就會最好，也有助於防止復發。在本書伸展腹部（P.90）和伸展大腿後側肌肉（P.88）的地方，能看到軀幹和大腿沿著肌筋膜線一起活動的情況。

代表性的筋膜線分布

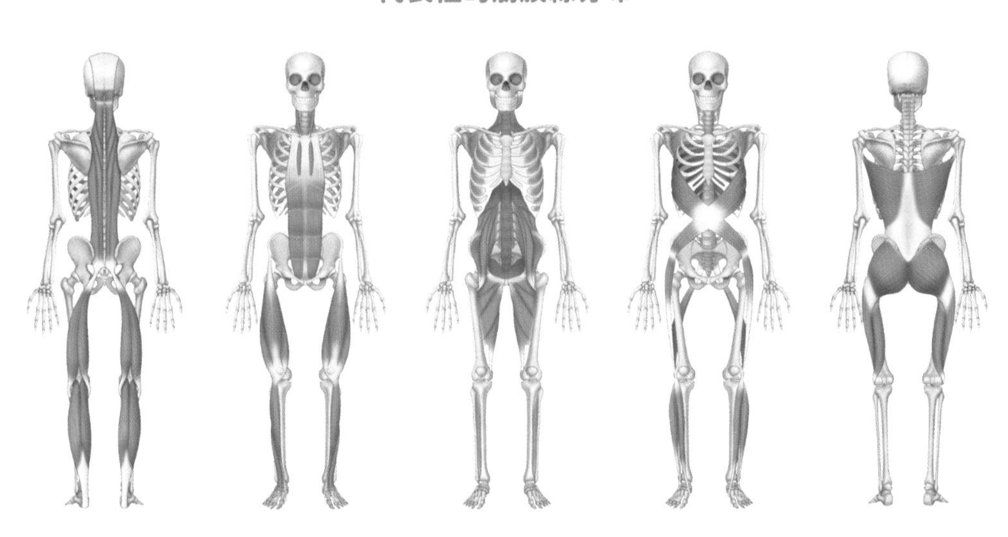

腦記憶中的高級伸展「伸長」

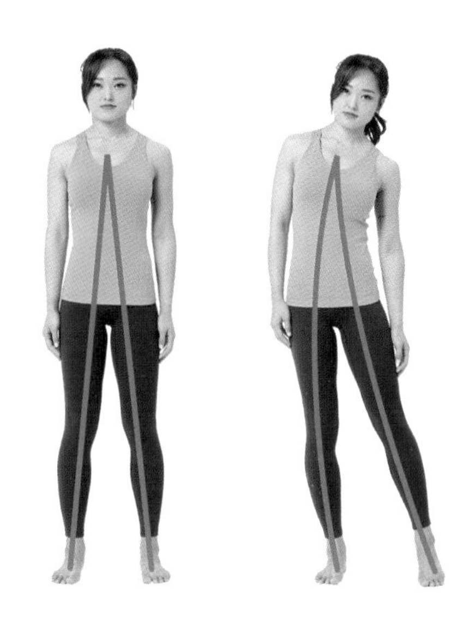

伸展，簡單來說就是延伸肌肉的行為，但還有比這更好的伸展，**也就是「elongation（伸長）」，英文的意思跟伸展很類似，但在臨床上是指「支撐體重」的高級伸展，不同於純粹延伸肌肉長度的伸展。**

如上圖所示，如果在站立時抬起左腳腳後跟，就會不自覺地將重心移到右邊，右邊肩膀會抬高，右邊軀幹也會自然地延伸。這是我們身體的防禦機制，讓重心移到某一邊來防止跌倒。只要是正常人，任何人都能自然地做出這個姿勢。

不過，剛開始學走路的嬰孩、神經系統有問題的病患，或是包含肌肉疼痛在內身體有病痛的人，他們無法支撐重心的移動，反而會倒向重心所在的右邊。**臨床上將這種倒下的姿勢稱為崩潰（collapse），崩潰的英文單字意思為倒塌，是在描述承受體重時無法支撐、延伸或承受而倒向某一邊的現象。**

我們的身體在走路或蹲下伸手拿物品時都會自然地維持「伸長」的狀態，但已經縮短、無法正確使用的肌肉會做出不正常的動作，所以很有可能無法正常地「伸長」。要常常確認自己的身體在伸展時是否維持正確的姿勢、有沒有東倒西歪，此外也要運動，才能在平常自然地採取「伸長」的姿勢。

下頁的照片分別是右側闊背肌一般的伸展姿勢（圖一）、伸長（圖二）與崩潰（圖三）。我們先來看伸長（圖二）的姿勢，當重心移到右側的下半身時，闊背肌自然地延伸，這時重心所在的右腿穩穩地支撐體重，讓身體重心安全地維持在中間。

再來看看崩潰（圖三）的姿勢，因為重心移到左側，所以右側的下半身使不出力，導致右側的闊背肌無法好好地拉開。身體在將重心移到左邊的同時感到不安，闊背肌就更緊張，快要倒向身體的左側。由於姿勢歪斜，因此受傷的可能性也會增加。

像這樣比較伸長、崩潰的姿勢再伸展，並在移動重心時給予高級的刺激，注意不讓姿勢東倒西歪，就能以專業的水準運動。

本書在移動重心的伸展動作中，將該留意的伸長姿勢以「Ⓔ」註記。表示姿勢伸展時，要更多注意重心的移動與維持平衡。

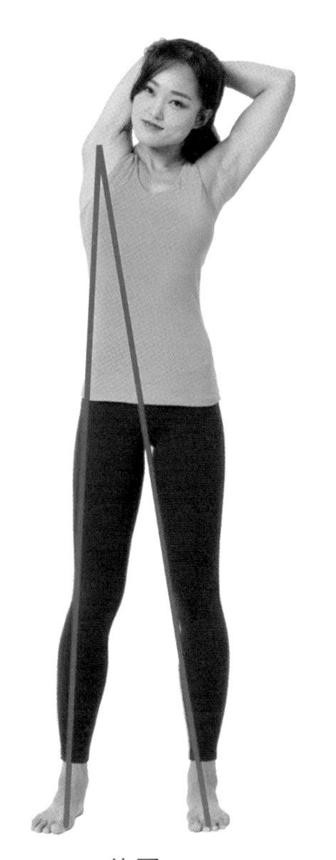

伸展

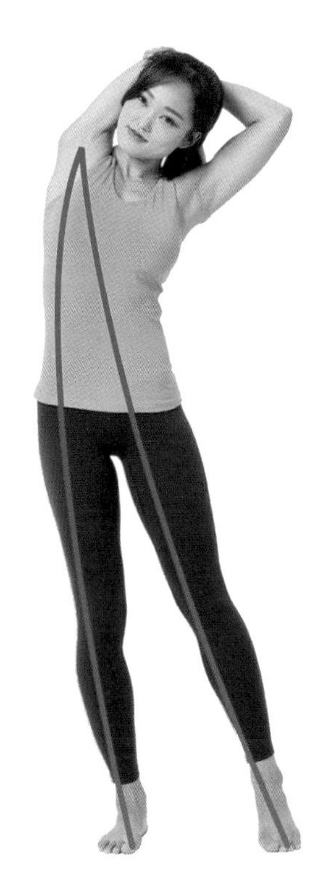

伸長

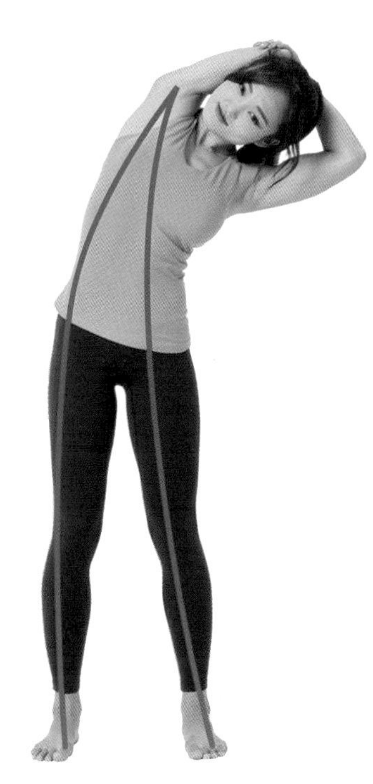

崩潰

正常的關節活動範圍角度

以下簡單的測試可以直接判斷現在身體是否正常活動。**以下身體關節活動範圍測量表，照著各個動作操作，就能確認關節是否在正常範圍內活動。** 這個測試是確認非常基礎的動作，大部分的人應該都能在正常範圍內活動。如果無法在正常範圍內活動，可能是該部位肌肉或關節出現問題，強烈建議一定要看醫生。

肩膀

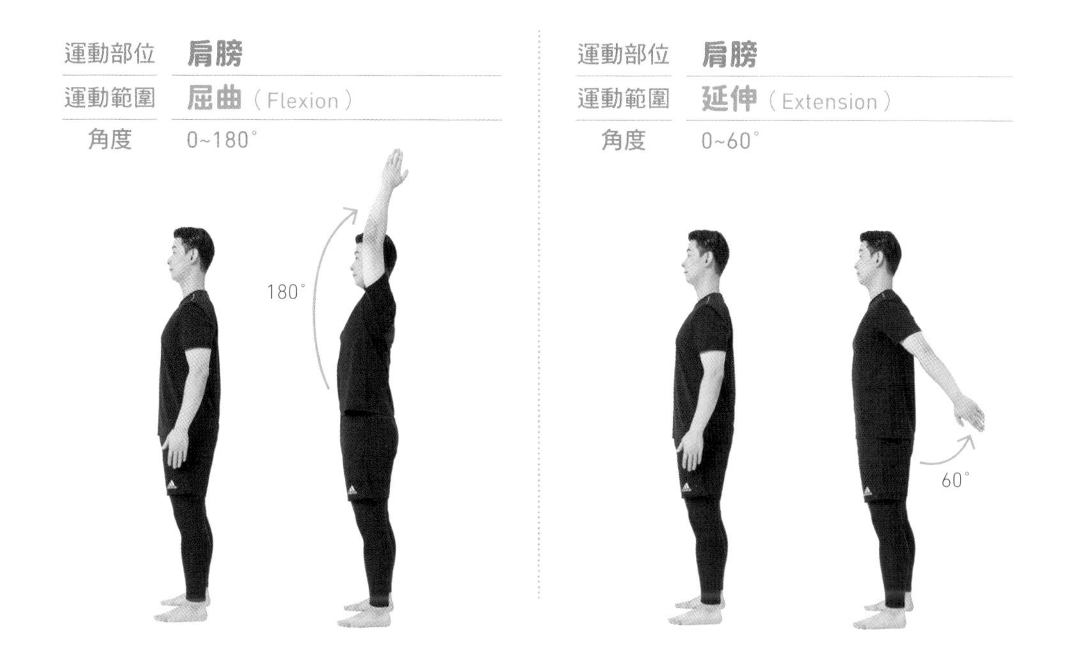

運動部位	肩膀
運動範圍	**外轉**（abduction）
角度	0~180°

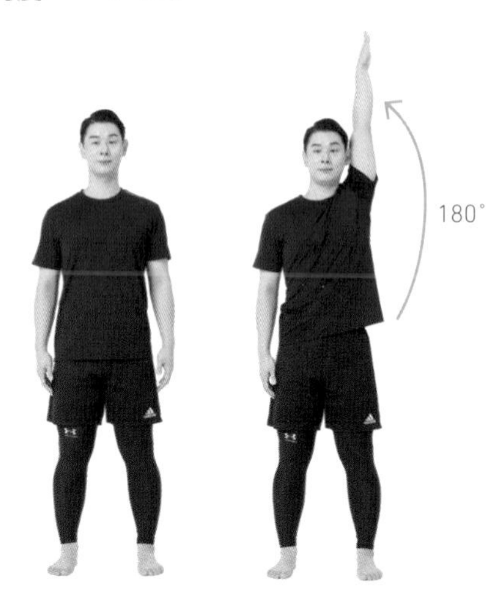

運動部位	肩膀
運動範圍	**內轉**（adduction）
角度	0~45°

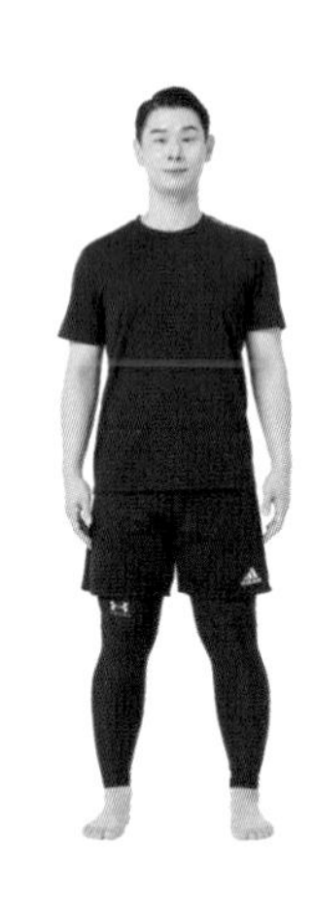
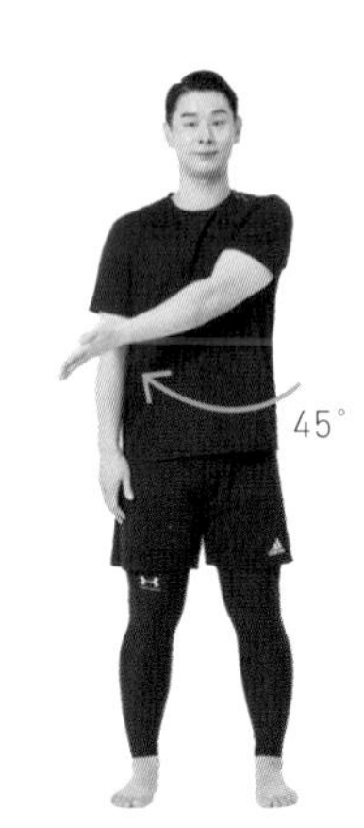

運動部位	肩膀
運動範圍	**內旋**（Internal Rotation）
角度	0~70°

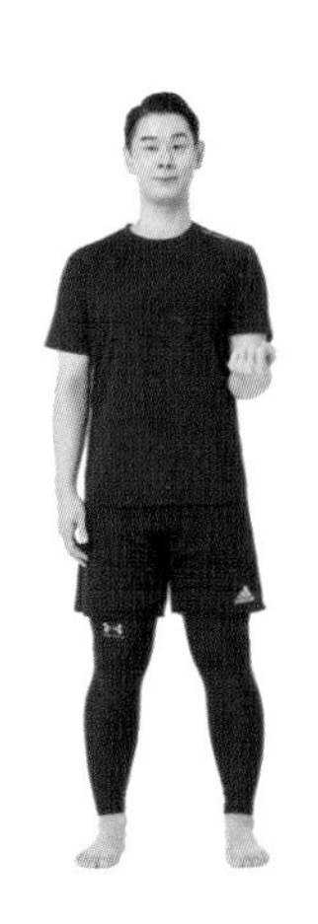
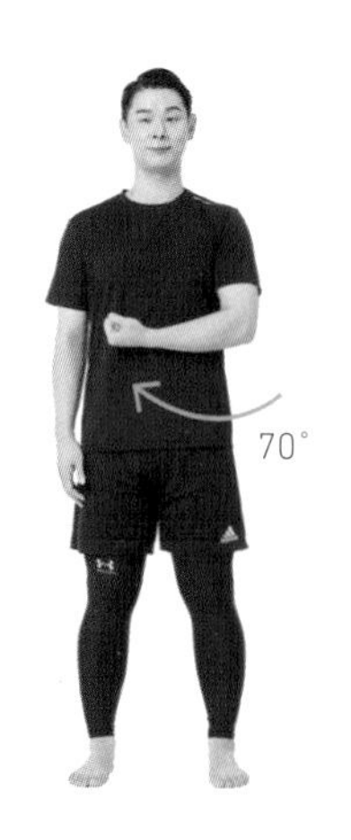

運動部位	肩膀
運動範圍	**外旋**（External Rotation）
角度	0~90°

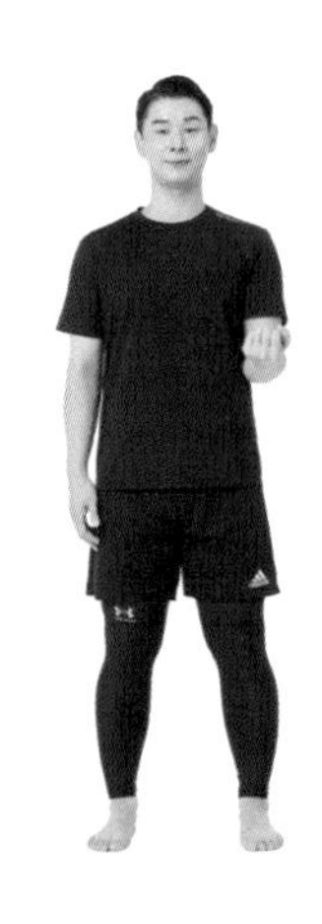
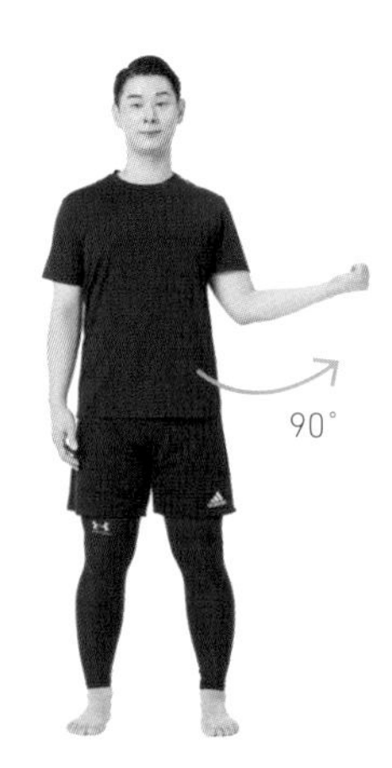

手肘與前臂

運動部位	手肘與前臂
運動範圍	屈曲-延伸(Flexion-Extension)
角度	0~150°

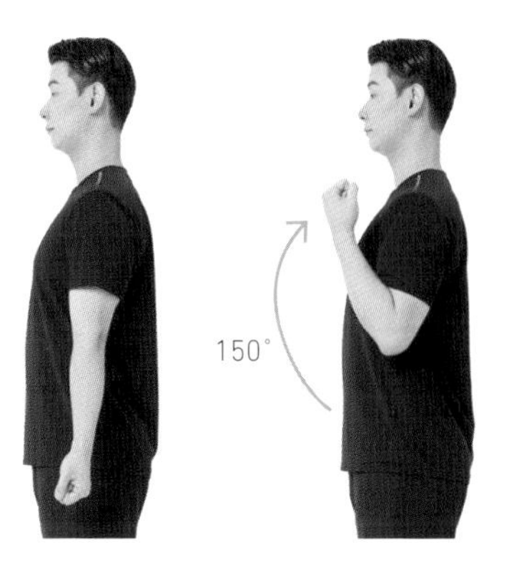
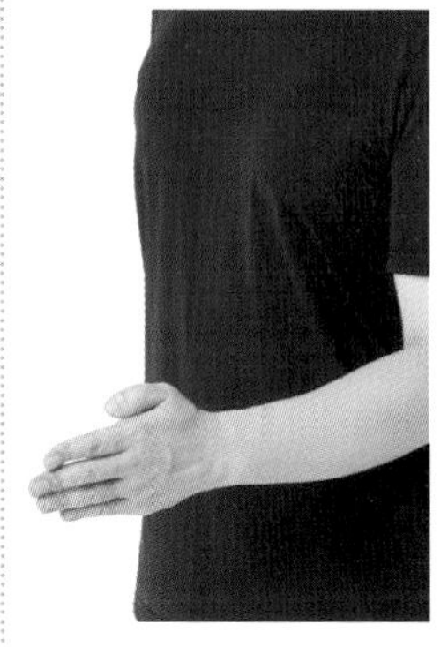

運動部位	手肘與前臂
運動範圍	旋後(Supination)
角度	0~80°

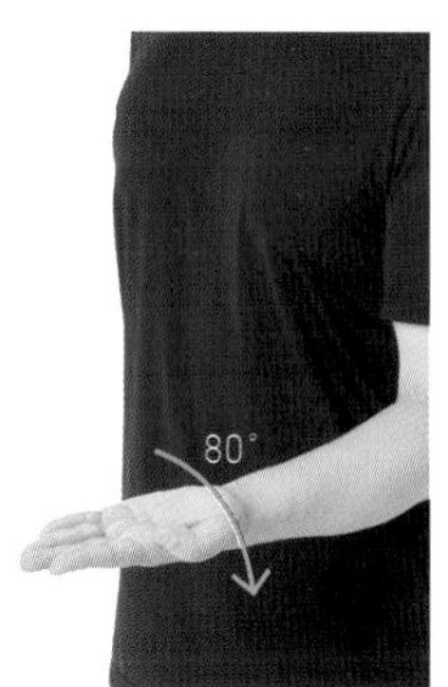

運動部位	手肘與前臂
運動範圍	旋前(Pronation)
角度	0~80°

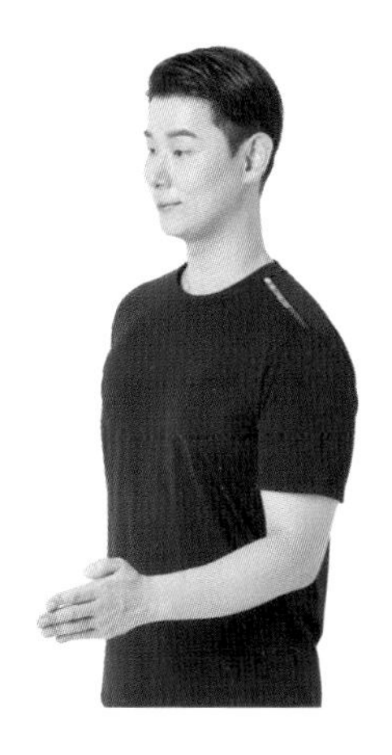
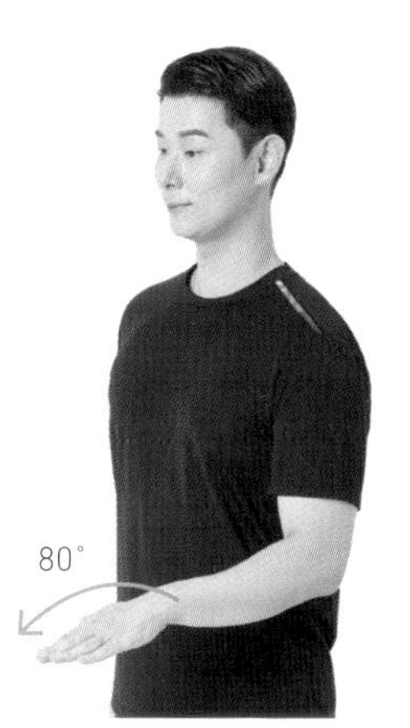

手腕

運動部位	手腕
運動範圍	**屈曲**（Flexion）
角度	0~80°

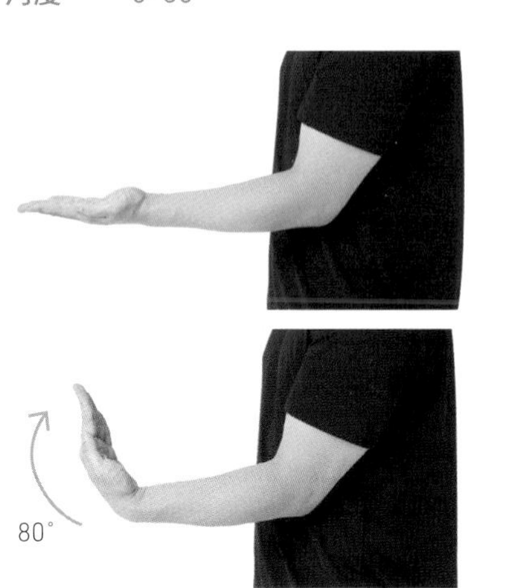

運動部位	手腕
運動範圍	**延伸**（Extension）
角度	0~70°

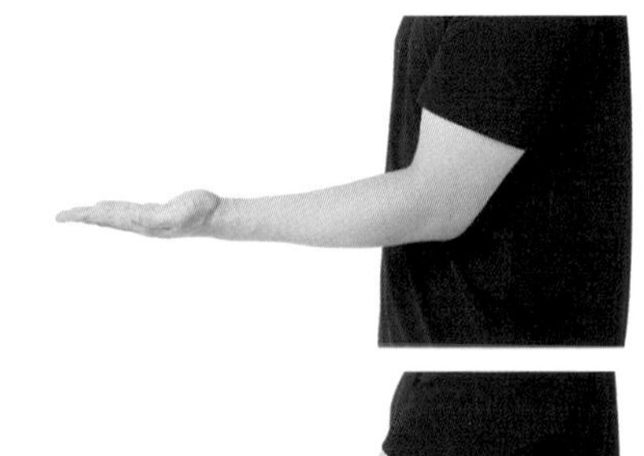

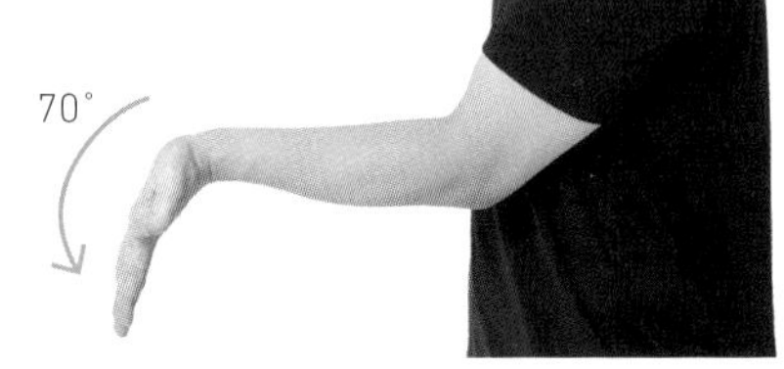

運動部位	手腕
運動範圍	**尺側偏移**（Ulnar Deviation）
角度	0~30°

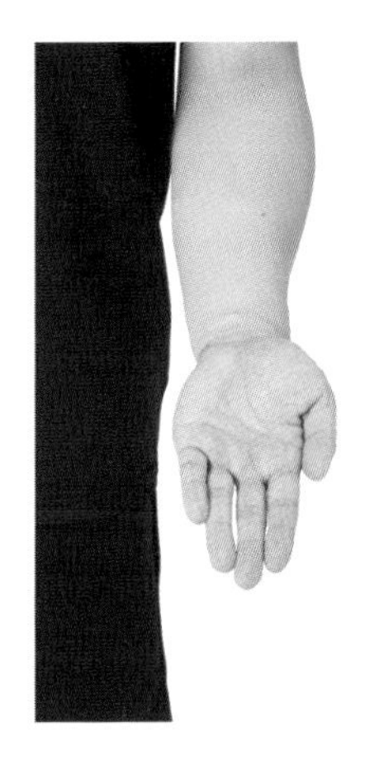

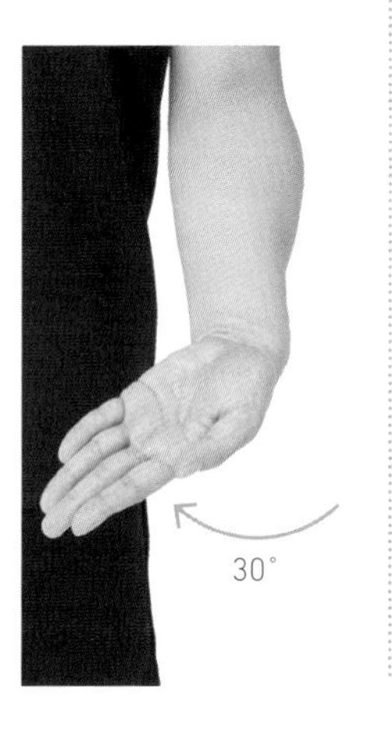

運動部位	手腕
運動範圍	**橈側偏移**（Radial Deviation）
角度	0~20°

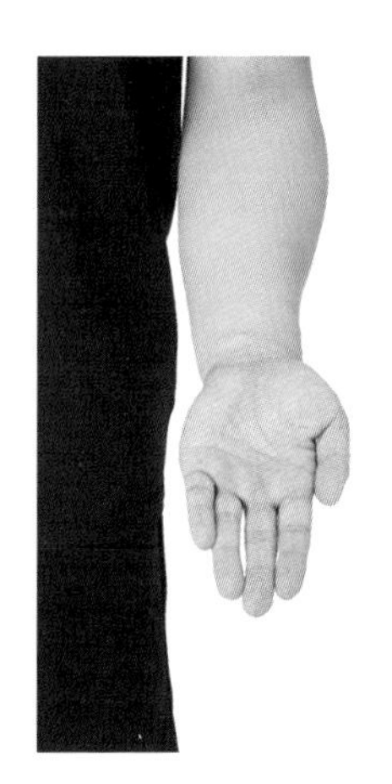

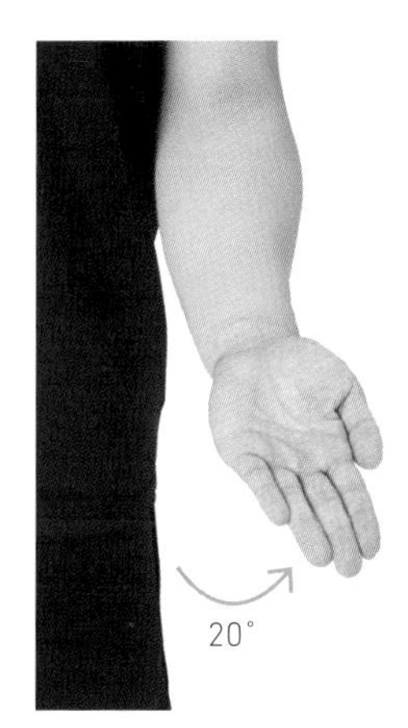

臀部關節

運動部位　**臀部關節**

運動範圍　**屈曲**（Flexion）

角度　0~120°

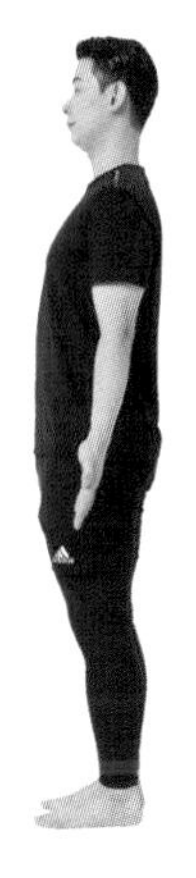

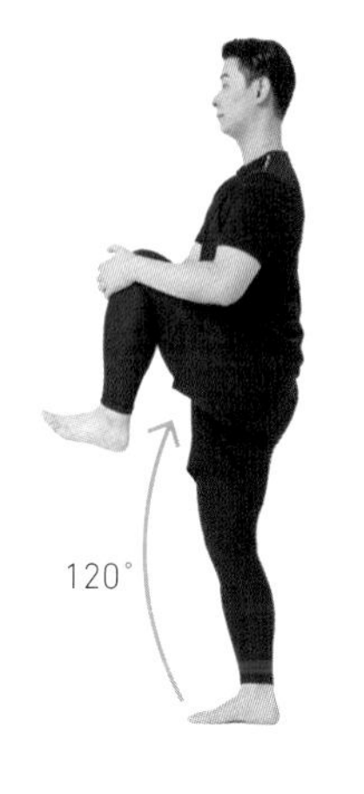

運動部位　**臀部關節**

運動範圍　**延伸**（Extension）

角度　0~30°

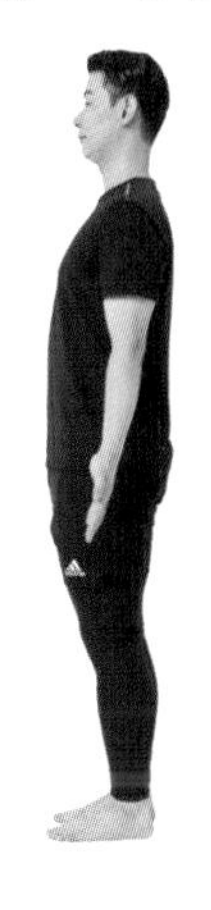

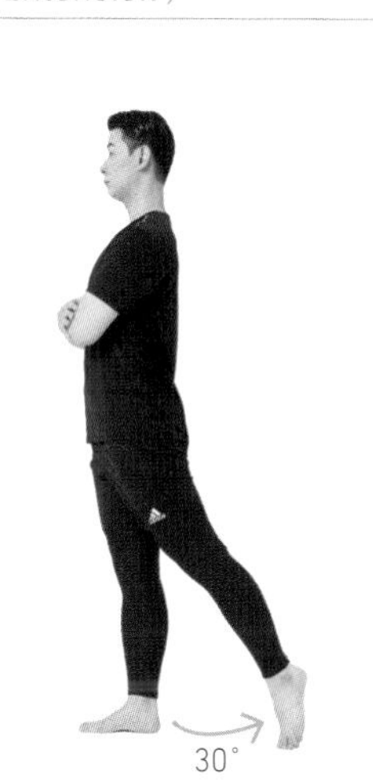

運動部位　**臀部關節**

運動範圍　**外轉**（abduction）

角度　0~45°

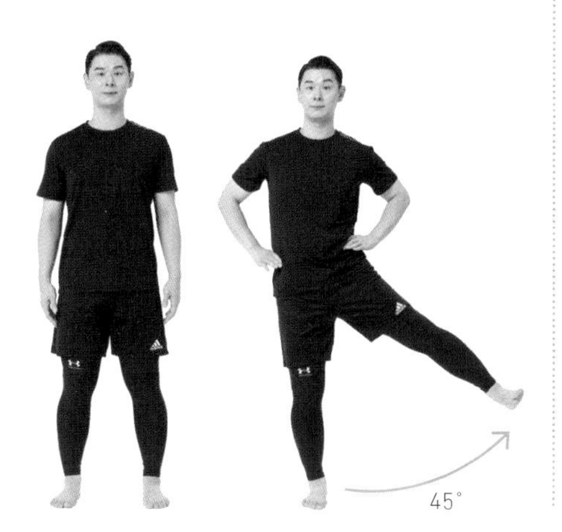

運動部位　**臀部關節**

運動範圍　**內轉**（adduction）

角度　0~30°

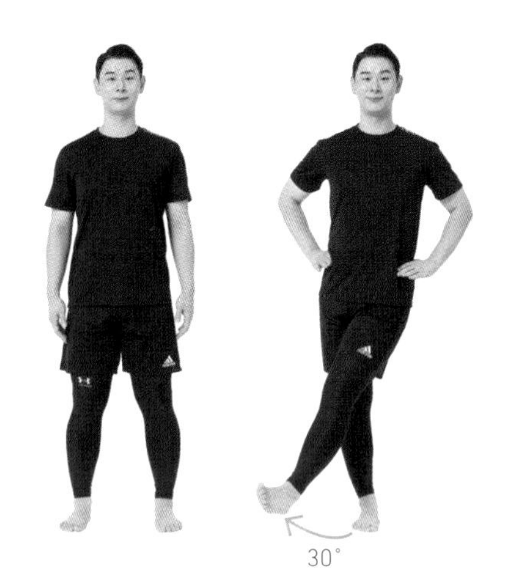

運動部位	髖部關節
運動範圍	**內旋**（Internal Rotation）
角度	0~45°

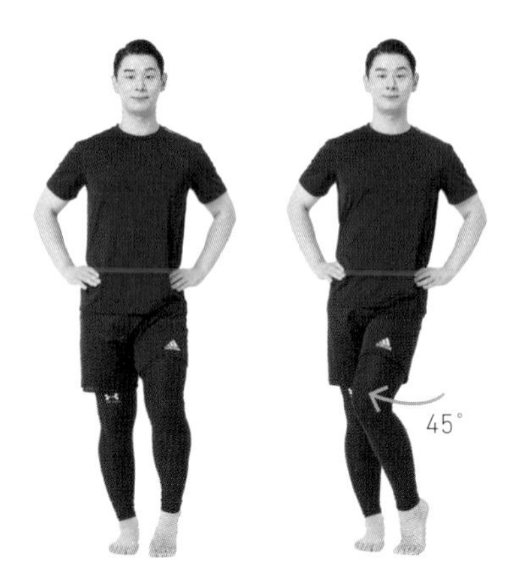

運動部位	髖部關節
運動範圍	**外旋**（External Rotation）
角度	0~45°

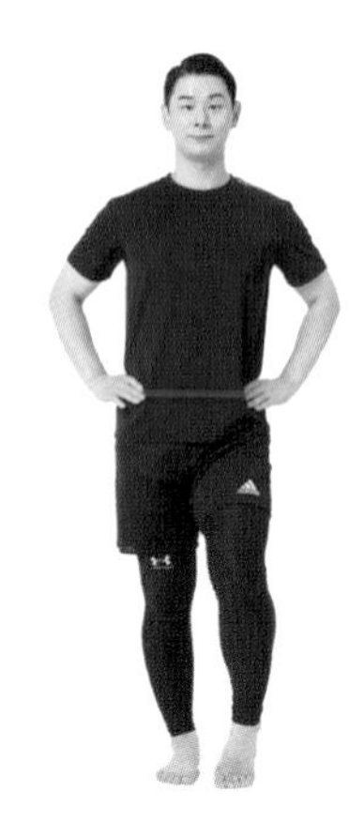
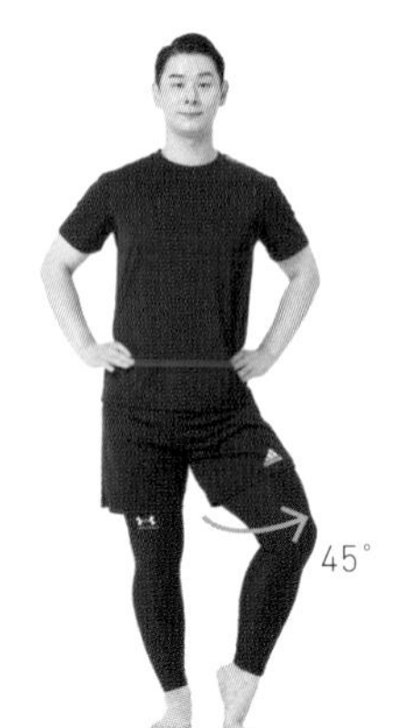

膝蓋

運動部位	膝蓋
運動範圍	**屈曲-延伸**（Flexion-Extension）
角度	0~135°

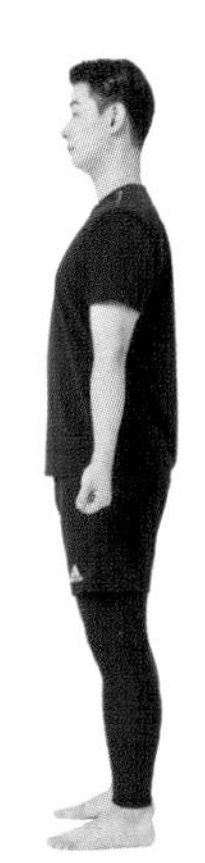
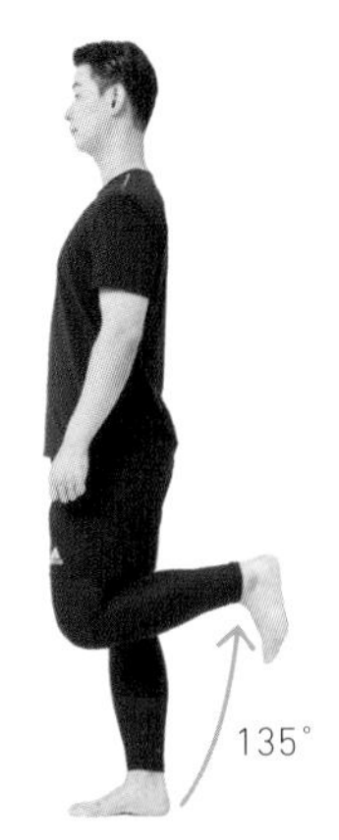

腳踝

運動部位　**腳踝**
運動範圍　**足背屈**（Dorsiflexion）
角度　0~20°

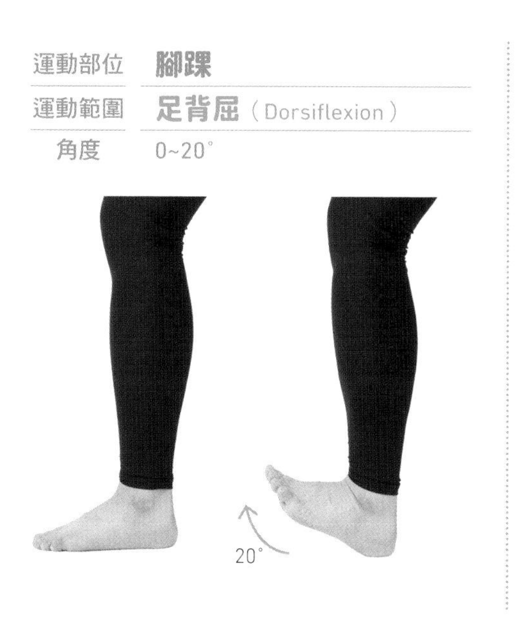

運動部位　**腳踝**
運動範圍　**踝關節屈曲**（Planter Flexion）
角度　0~50°

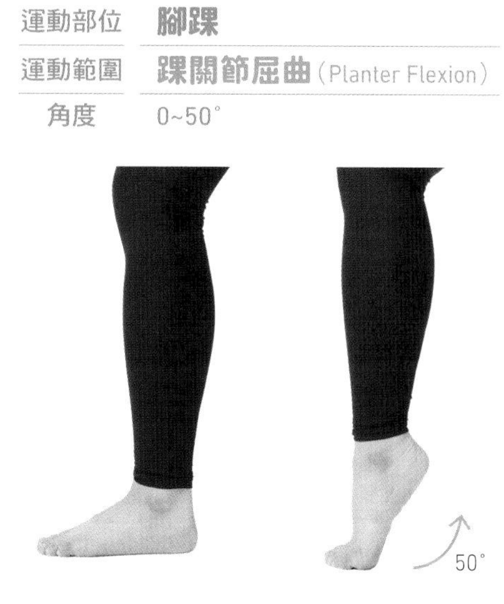

運動部位　**腳踝**
運動範圍　**內翻**（Inversion）
角度　0~35°

35°

運動部位　**腳踝**
運動範圍　**外翻**（Eversion）
角度　0~15°

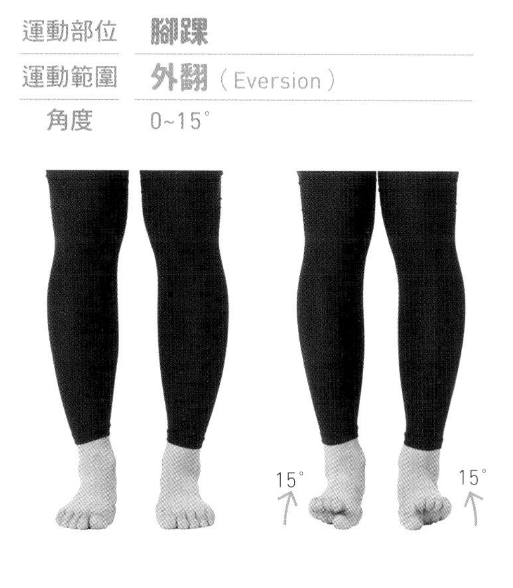

出處：健康保險公團（摘錄自2015年長期療養機關評估手冊修正公告內容）

Chapter 1

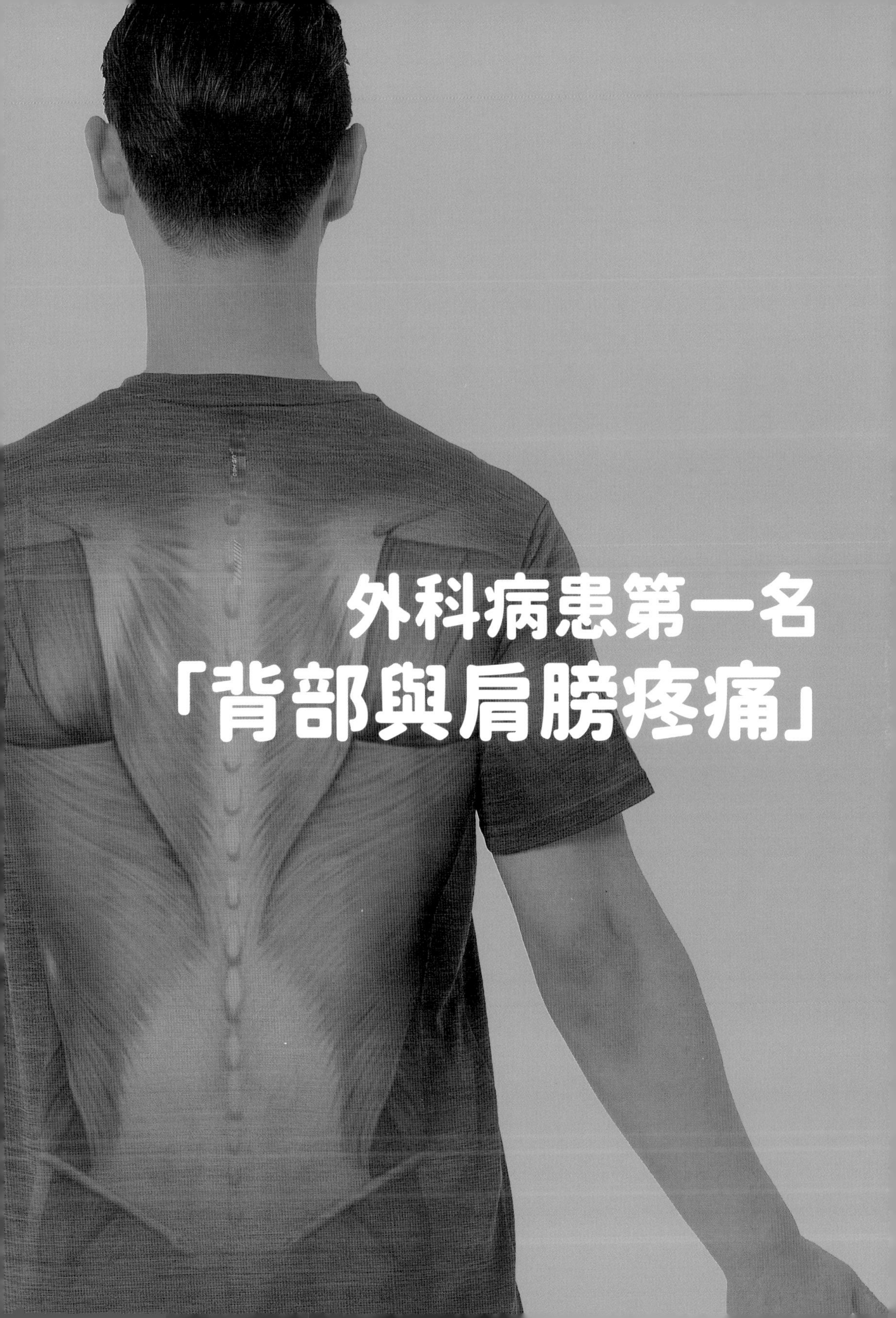
外科病患第一名
「背部與肩膀疼痛」

我們總是看著前方，向前活動肩膀和手臂。兒童會把玩具拿到自己面前玩，學生會把筆記本放在前面寫字，上班族會把手臂伸向前方打鍵盤。家庭主婦也是一樣，沒有人做家事時是把手臂往後的。背部和肩膀的疼痛都是這樣只反覆往前活動手臂所造成。

若主要都是把手臂放在正面下方，也就是只維持滑手機的姿勢，那麼整個肩膀就會像往前捲那樣蜷縮。這麼一來，肩膀後側和上面的肌肉會延伸而變得脆弱；肩膀前側和下面的肌肉會縮短而變得僵硬，結果肩膀前側和後側的肌力會因為不同而不平衡，使得肩膀關節以不正常的方式活動。

肩膀肌肉當中後側和上面的肌肉會在手臂活動時從後面固定並支撐，這稱為穩定性肌肉。若在穩定性肌肉脆弱的狀態下勉強活動手臂，不僅是穩定性肌肉，連活動肌肉也會承受過度的壓力，導致傷害持續累積。

穩定性肌肉並不只有背部才有，肩膀關節是由肩胛骨、肱骨、鎖骨構成的，這些骨頭活動時就像齒輪一樣在肋骨上方緊密相連。幫助這些骨頭活動的肌肉也是穩定性肌肉，要是穩定性肌肉變得脆弱，肩膀關節的骨頭就會互相碰撞，傷害附近的肌肉和韌帶。

還有另一個問題，已經縮短且僵硬的肩膀前側與下面的肌肉會比穩定性肌肉更先且更高的強度被使用。後側肌肉若能代替已經縮短僵硬的肌肉活動就太好了，但是只想要活動手臂時，往往會從已經縮短、僵硬的前側肌肉開始使用。這麼一來，後側和上面的肌肉當然就無法正常出力，而已經縮短且僵硬的肌肉則會因過度使用而感到疼痛，所以永遠無法回到肩膀正常的活動節奏。比方說，當你試著把手臂從軀幹往側邊抬起，然後高舉過頭，這時肩胛骨會抬到六十度，肱骨會抬到一百二十度，總共會活動一百八十度。但是，萬一肩胛骨上的肌肉或肱骨上的肌肉有一處已經縮短，就會破壞正常的節奏。若在這種情況下還想要勉強自己將手臂高舉到一百八十度，就只會過度使用能活動的肌肉，這樣下去終究會引發疼痛。

若想消除背部與肩膀的疼痛，首先要舒緩已經縮短、僵硬的前側肌肉與下面肌肉，並且充分延伸；之後若能改變肌肉使用順序，讓身體先使用後側與上面的穩定性肌肉，前側與下面的肌肉就不會變得過度僵硬，而背部和肩膀就能自然活動。

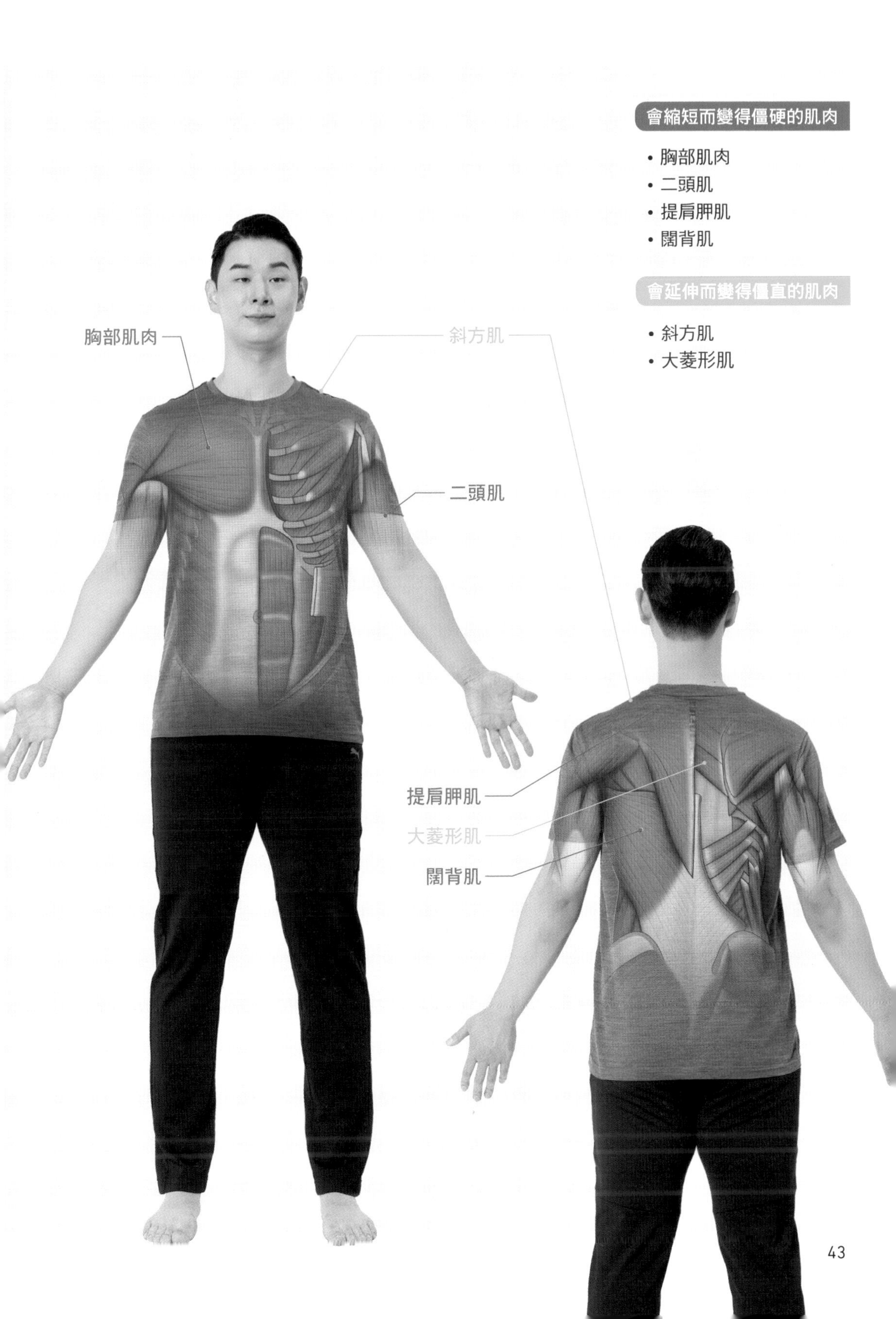

會縮短而變得僵硬的肌肉

- 胸部肌肉
- 二頭肌
- 提肩胛肌
- 闊背肌

會延伸而變得僵直的肌肉

- 斜方肌
- 大菱形肌

自我檢測

（示範影片）

1 肩膀碰撞與疼痛檢查

肩膀前側與上面疼痛

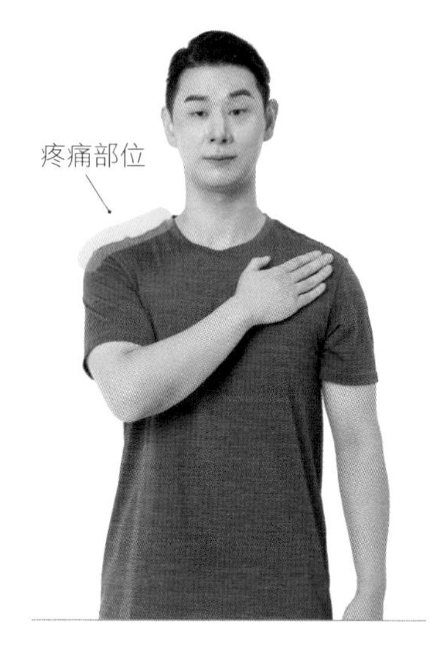

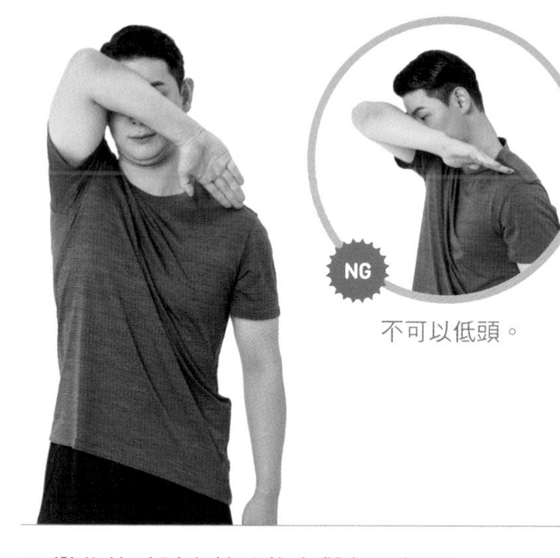

1 一手的指尖靠在另一側的肩膀上。

2 彎曲的手肘自然地往上舉起至額頭。兩邊都要操作。

- ☐ 肩膀會痛。
- ☐ 手肘碰不到額頭。
- ☐ 肩膀關節僵硬，只能聳肩，手臂抬不起來。
- ☐ 手肘無法完美地往上抬，會低頭。

► 只要符合任何一項，就可能是旋轉肌袖或軟骨因為肩膀碰撞或抬肩等問題而受傷了，以後很有可能演變成肩膀痛。

（示範影片）

2 肩膀活動度與疼痛檢查

肩膀後側與下面疼痛

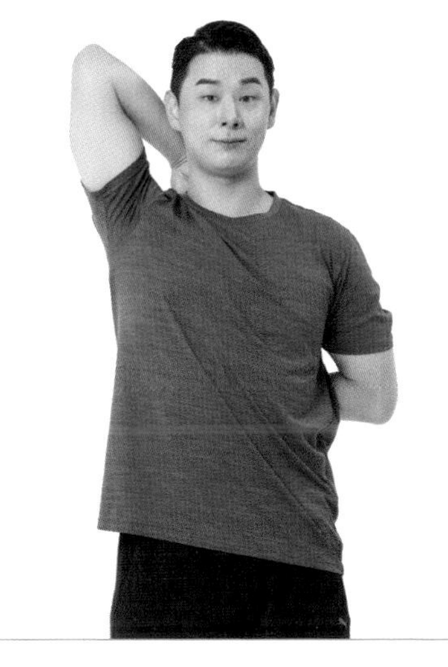

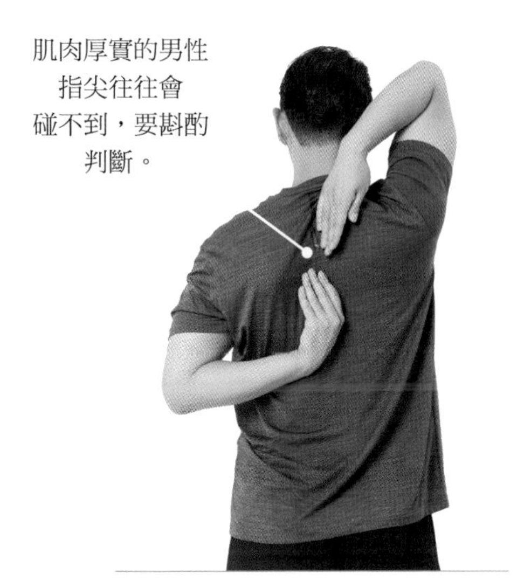

肌肉厚實的男性指尖往往會碰不到，要斟酌判斷。

1 抬起一側手臂後，放到肩膀後面，另一側手臂在後背從下面往上舉，讓兩隻手臂的指尖能碰觸。

2 另一側也要測試。

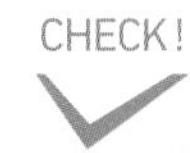

□ 活動時肩膀會痛。
□ 在背後下伸的手臂碰不到肩胛骨的上緣。
□ 在背後上舉的手臂碰不到肩胛骨的下緣。

► 只要符合任何一項，就代表活動範圍受限，以後很有可能會變成肩膀痛。

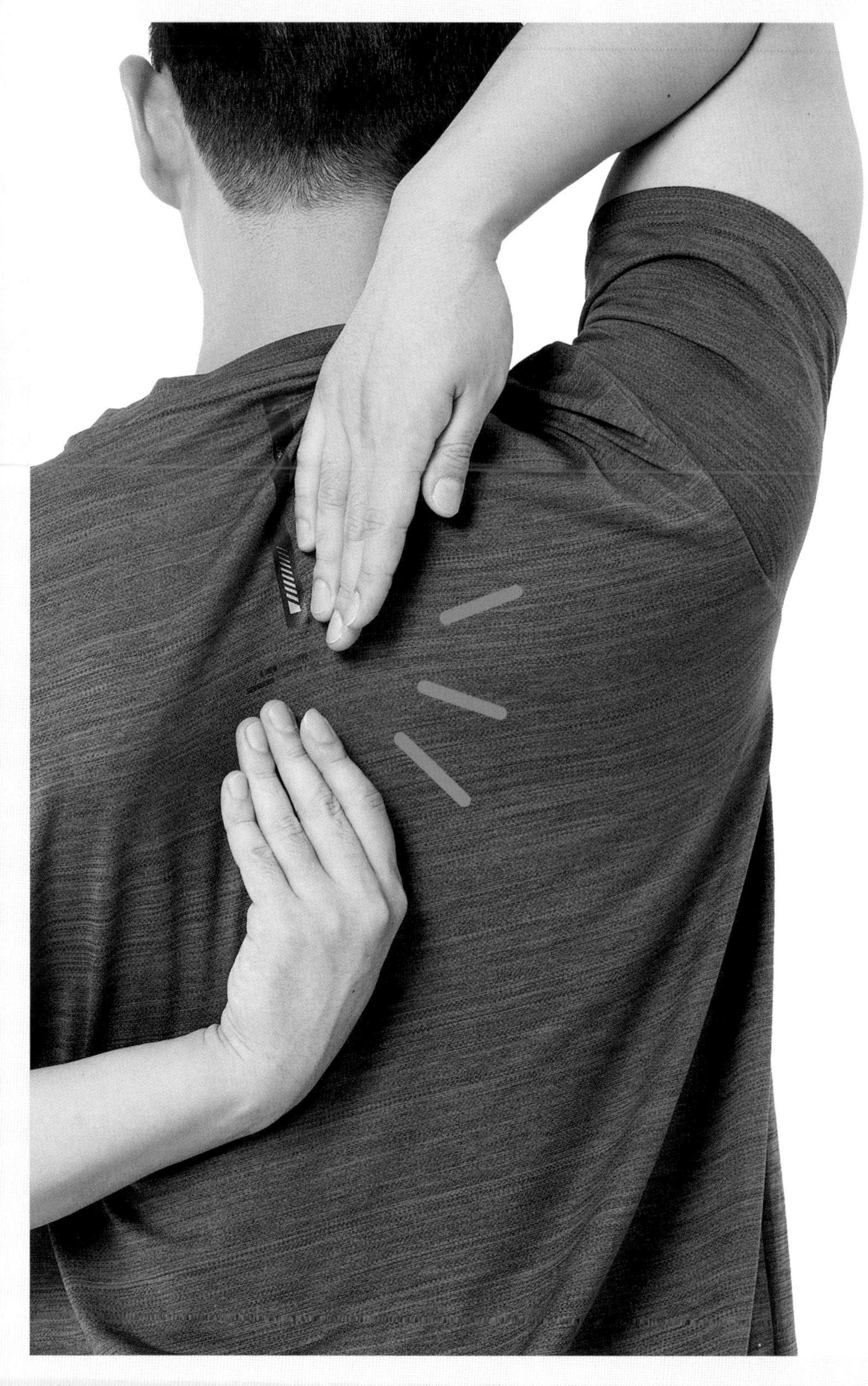

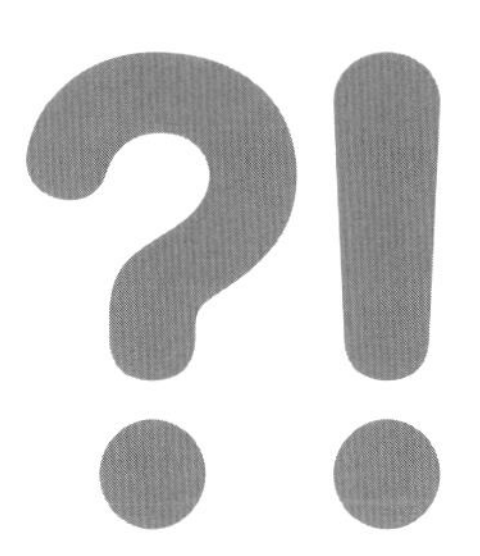

想知道關於
背痛和肩膀痛的原因！

手臂舉不起來，還是要勉強自己運動嗎？

手臂舉不起來的原因大致上有三個：1. 放下手臂的肌肉變得僵硬、2. 舉起手臂的肌肉變得脆弱、3. 肩膀關節活動不正常。如果無法順利舉起手臂，就要先按摩僵硬的肌肉，然後持續努力在不會疼痛的範圍內運動，讓肌肉能正常活動。與其完全不運動來防止疼痛，倒不如適當活動遏止肩膀肌肉僵硬、變得脆弱，讓關節活動變得正常。不過，要是已經很痛了還忍耐疼痛勉強活動，反而可能會傷害骨頭和肌肉，所以請在不會疼痛的範圍內做低強度的運動。

肩膀疼痛的時候會發熱。

如果運動前已經發熱，很有可能是肩膀已經受傷或是發炎了，所以不該做運動舒緩，而是要先看醫生。先去醫院照X光和超音波檢查，瞭解肩膀受傷的情況，接受醫療團隊的診斷，之後再運動也不遲。

（示範影片）

Ready 1 按摩舒緩肌肉

1 按摩腋下前側

按摩胸部肌肉和三角肌前側。伸展時要預防肌肉尚未完全延伸，導致肩膀關節往前突起。

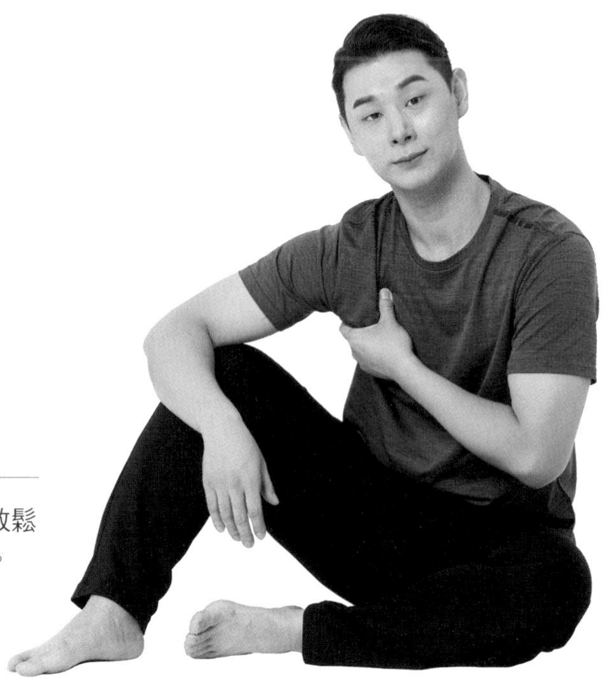

1 手臂靠在膝蓋上，放鬆後保持舒服的姿勢。

這部位有很多連接至手臂的神經和淋巴結，所以按摩時要小心，避開豆子大小的淋巴結以及會造成神經痠麻的部位。

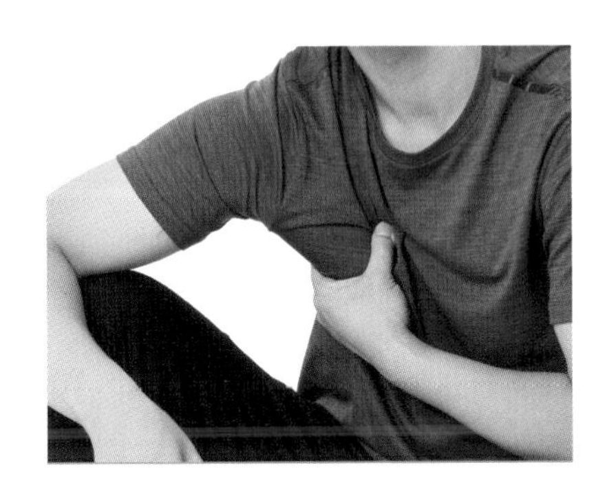

2 按摩時用大拇指與其他四根手指頭捏住胸肌和三角肌前面後放開。

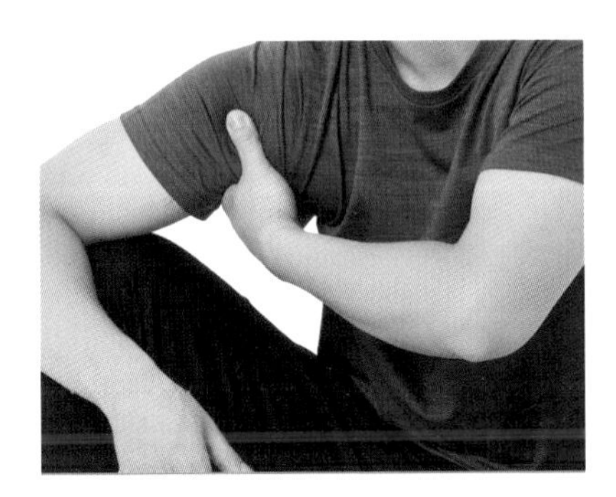

3 按摩手臂和胸部一分鐘左右。如果按摩同一個地方太久，可能會造成瘀青，所以兩邊要輪流按摩。

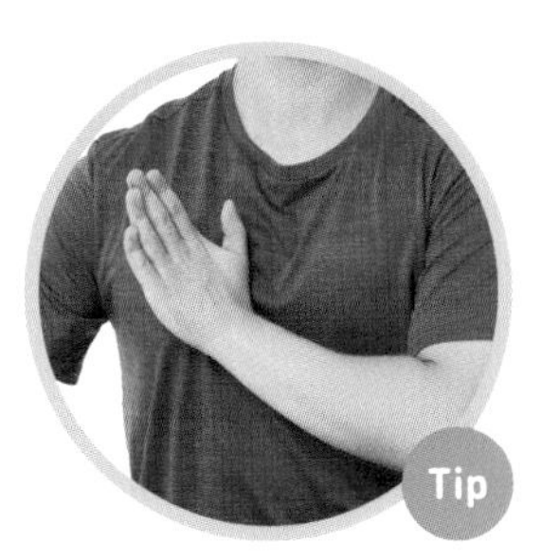

用手掌按摩到胸骨附近會更有效。

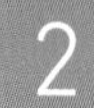

2 按摩腋下後側

（示範影片）

背部有闊背肌、小圓肌、大圓肌等各種肌肉交疊，
所以伸展前要先舒緩，以免互相妨礙。

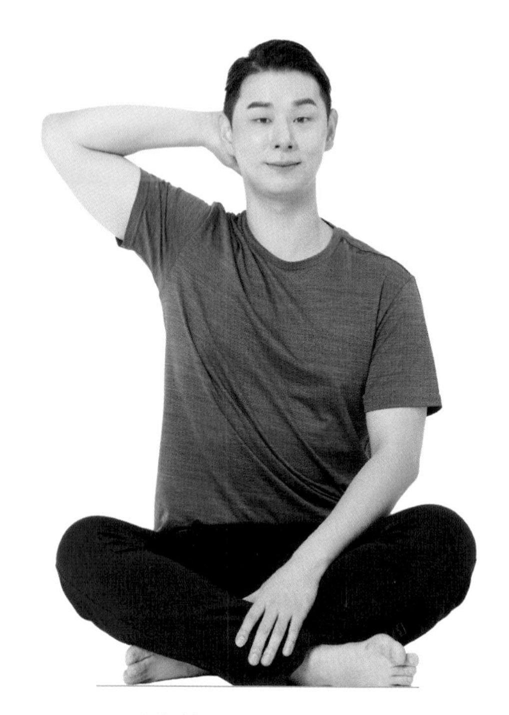

1 手掌放在後腦勺，
手臂放鬆。

腋下中心處有很多淋巴結，按摩時要注意，不要過度刺激如豆子大小的淋巴結。

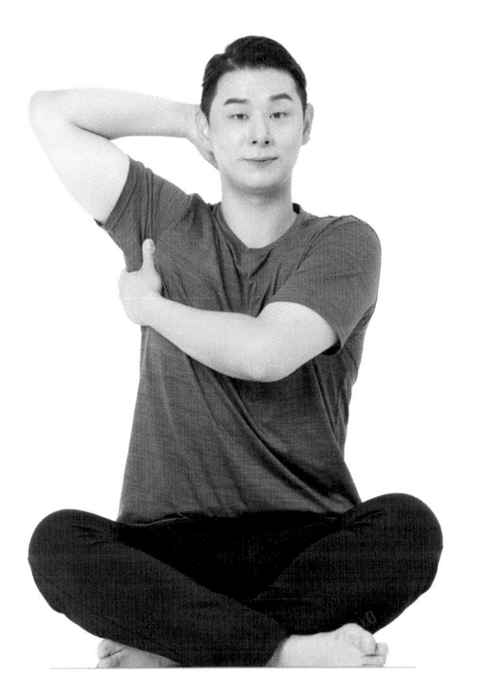

2 用大拇指與四個手指頭捏著闊背肌和腋下後側再放開，按摩大約一分鐘左右，之後再換邊。

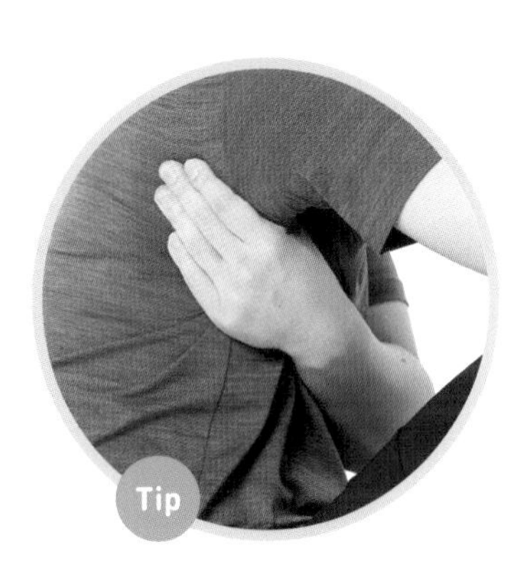

如果肌肉太僵硬或是太痛，請將手肘放到桌上或膝蓋上按摩。

（示範影片）

Ready 2 腹肌運動

消除背痛與肩膀痛的伸展，大部分都是把手臂往後或往上抬的動作。
這時穩定腰部、避免腰部過度往後彎的肌肉就是腹肌。伸展前做簡單的腹肌運動，能預防伸展時可能會引起的腰痛。

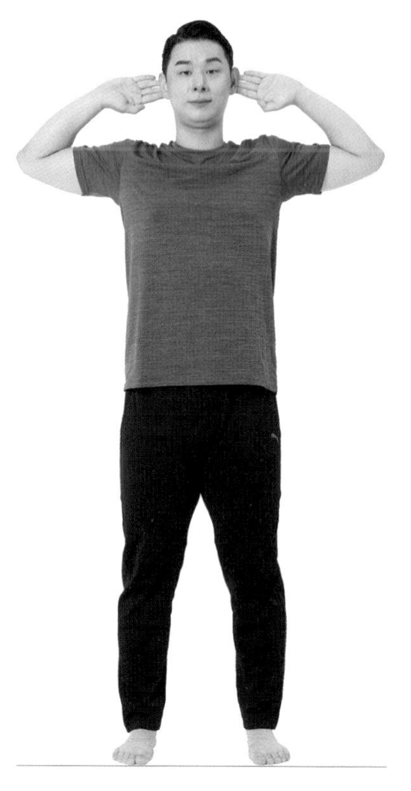

1 雙手放在雙耳後方。

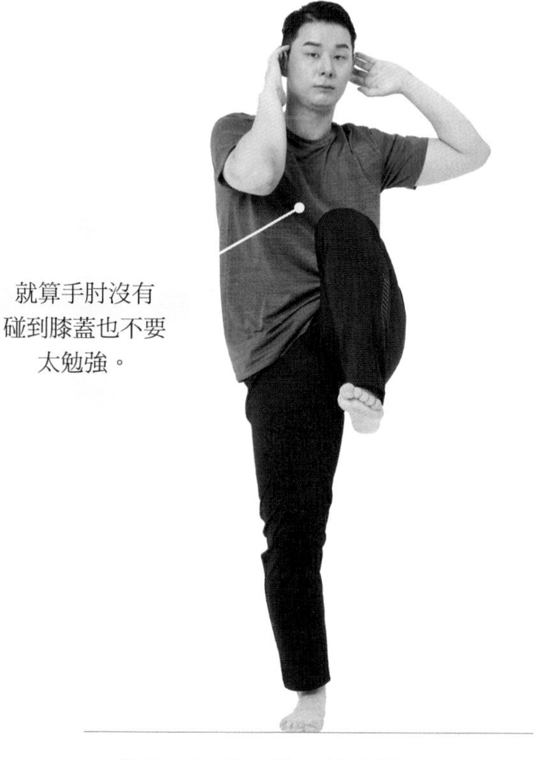

就算手肘沒有碰到膝蓋也不要太勉強。

2 彎曲一邊的膝蓋後往上抬，同時讓對角線的手肘往下碰到膝蓋。手肘一碰到膝蓋就立刻回到預備姿勢。

若在腹肌脆弱時做這個運動，就會使用到連接脊椎和髖關節的髂腰肌和腰部肌肉，可能會導致腰痛，所以請不要太勉強，逐漸增加運動量即可。

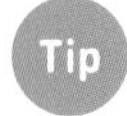

- 轉動軀幹時不要低頭，要在軀幹固定的狀態下感覺膝蓋抬得很高，才不會造成腰部負擔。
- 一開始膝蓋可能無法碰到手肘，但只要持續操作，膝蓋和手肘就會越來越靠近，不要太過勉強。
- 運動時要穩定重心，支撐身體重心那側的腰部才會延伸開來。

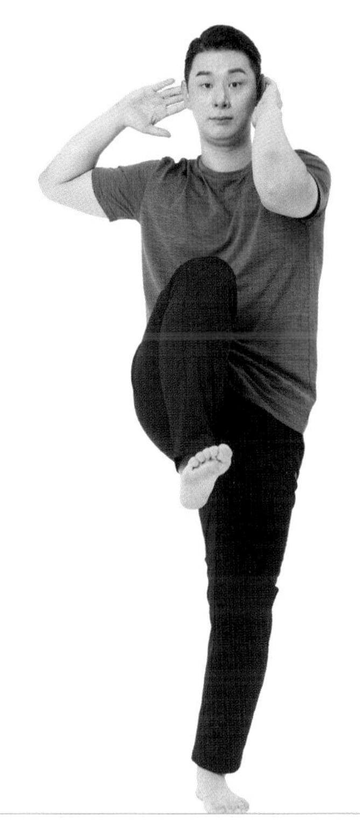

3 另一邊也以同樣的方式操作。左右為一組，輪流在軀幹正前方以對角線的方式互相碰觸，運動時間大約是三十秒到一分鐘，以不勉強肩膀與腰部的速度和強度進行。

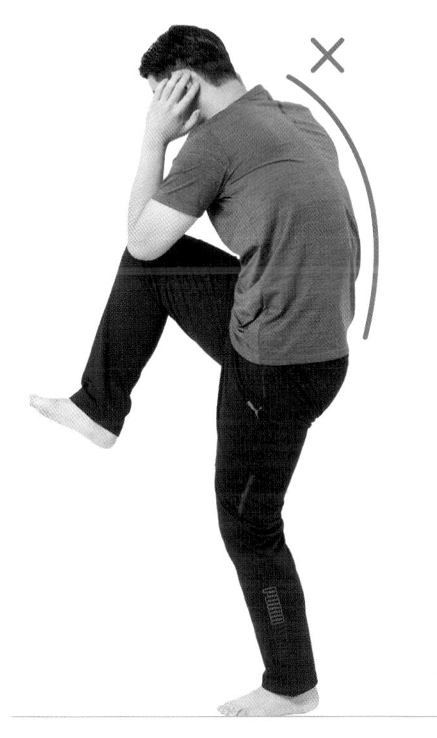

NG 如果硬要讓膝蓋碰到手肘，就會拱背，導致重心不穩。

（示範影片）

STEP 1 ▶ ① 伸展胸肌

胸肌是將手臂往正前方延伸非常重要的肌肉。抬起物品或出力時大多使用這裡，所以肌肉容易僵硬、縮短。透過伸展胸肌來延展已經彎曲的肩膀，讓過度負荷的背部肌肉得以放鬆！

運動部位 胸部肌肉

效能與效果 延伸已經縮短的胸部肌肉，舒緩肩膀附近肌肉的緊繃、減輕疼痛，延展彎曲的背部，幫助手臂能順利往後活動

時間與次數 做十五秒後休息五秒，三次為一組，共做兩組

1 左腳往前站，比肩距更寬，右手手肘抬得比肩膀更高一點，自然地靠在牆壁上。

- 如果胸部肌肉和肩膀前側肌肉已經變得很僵硬，那麼肩膀前側、後側或上面都可能會感到疼痛，所以在伸展前要充分按摩。
- 可調整手肘靠在牆壁上的高度，在肩膀不會痛的範圍內慢慢運動。
- 要注意不讓肩膀前側過度突起。

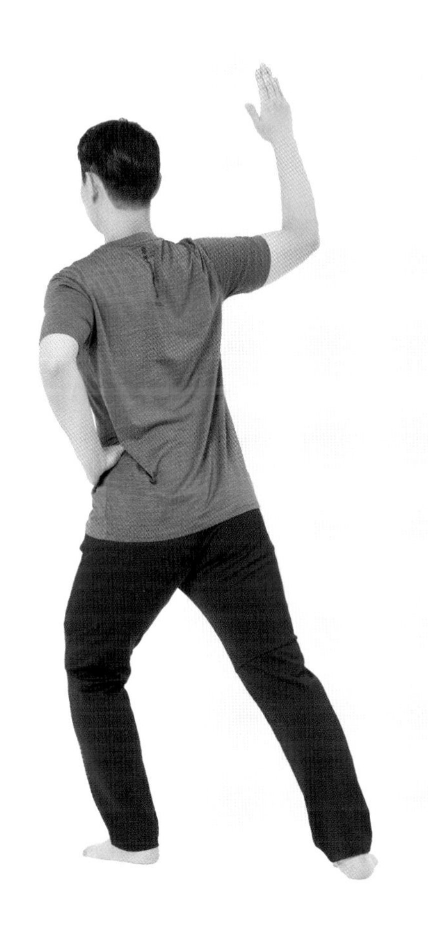

2 右邊肩膀與軀幹輕輕地轉向左下方。一旦感覺胸部拉開了就停止十到十五秒，維持穩定的呼吸後再回到預備姿勢。休息五秒後再做兩組。另一邊也用同樣的方式操作。

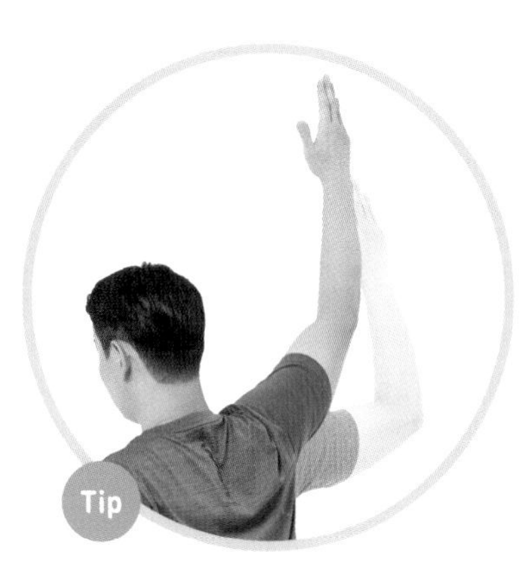

手肘靠在牆上的位置可以上下移動，讓整個胸肌都能伸展到。

（示範影片）

STEP 1 ▶ ② 伸展肱二頭肌

「肱二頭肌」能彎曲手肘或是把手臂往前伸，生活中常常使用，所以是很容易縮短的肌肉。如果這裡的肌肉縮短，肩膀前側就會縮短，背部會彎曲，姿勢會歪斜。

運動部位 肱二頭肌

效能與效果 增加已經縮短的肱二頭肌的長度，減輕肩膀前側與手肘內側的疼痛，延展彎曲的背部，讓手肘更舒服

時間與次數 做十五秒後休息五秒，三次為一組，共做兩組

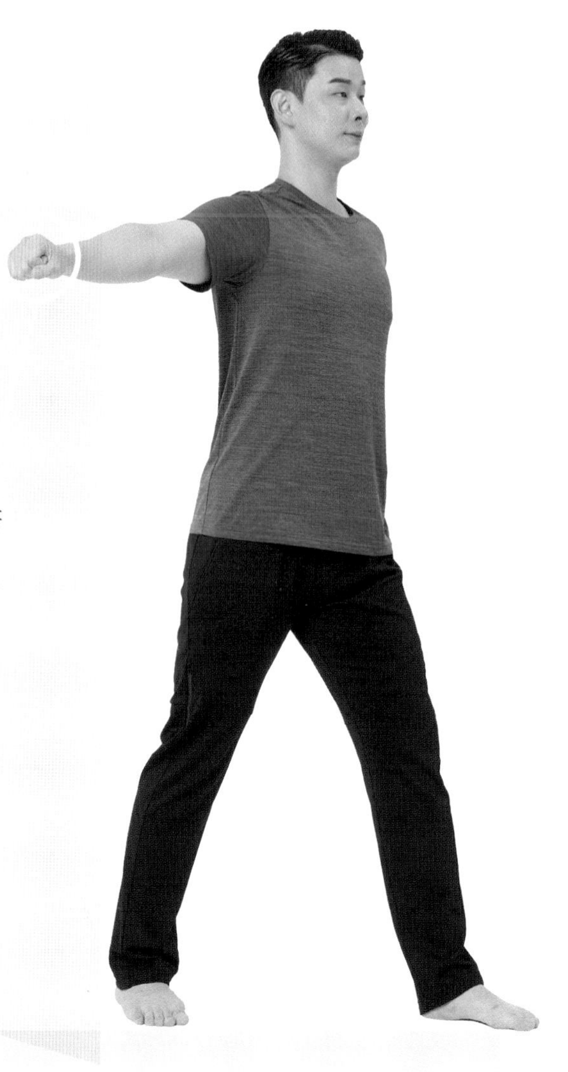

握拳的手靠牆，運動的部位會隨著拳頭靠牆的位置而改變。

1 左腳往前站，比肩距更寬，右手輕輕地握拳後，輕鬆地靠在牆壁上，放在與肩膀同高的位置。

要注意不要只有肩膀前側肌肉延伸，會讓肩膀過度往前突起。

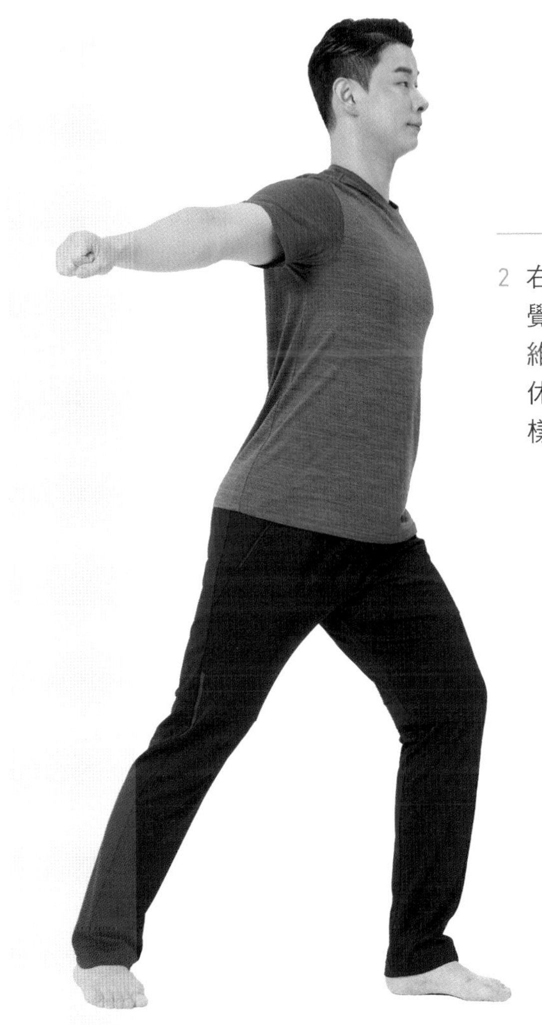

2 右肩與軀幹輕輕地轉向左邊。一旦感覺二頭肌拉開了就停留十到十五秒，維持穩定的呼吸後再回到預備姿勢。休息五秒後再做兩組。另一邊也用同樣的方式操作。

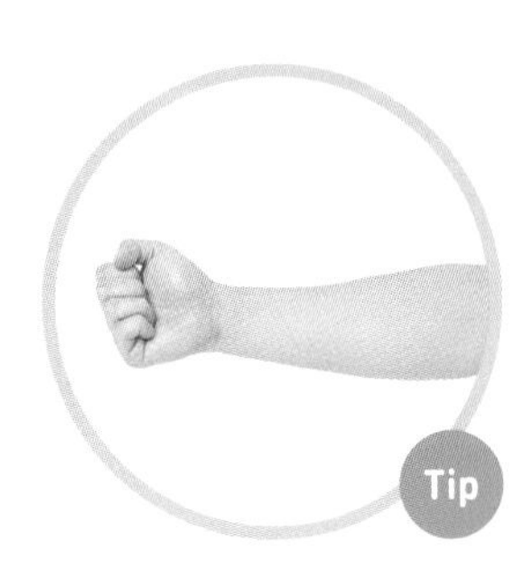

如果稍微轉動手腕，讓大拇指對著天花板，就是伸展到肱肌。如果肱二頭肌和肱肌都運動到，運動效果就會更好。

（示範影片）

STEP 1 ▶ ③伸展闊背肌

「闊背肌」是我們在日常生活中將手臂舉到正面下方時，會經常使用的肌肉，如看手機、手錶等。因為主要都是拉動或是只使用在正面下方，所以很容易縮短，也常會變得僵硬。若伸展闊背肌，就能舒緩肩膀關節與腋下附近的肌肉，待僵硬的部分放鬆後，手臂也能順利往上抬。

運動部位 闊背肌

效能與效果 增加已經縮短的闊背肌長度，減輕肩膀、側腰與背部的疼痛，幫助手臂順利往上抬

時間與次數 做十五秒後休息五秒，三次為一組，共做兩組

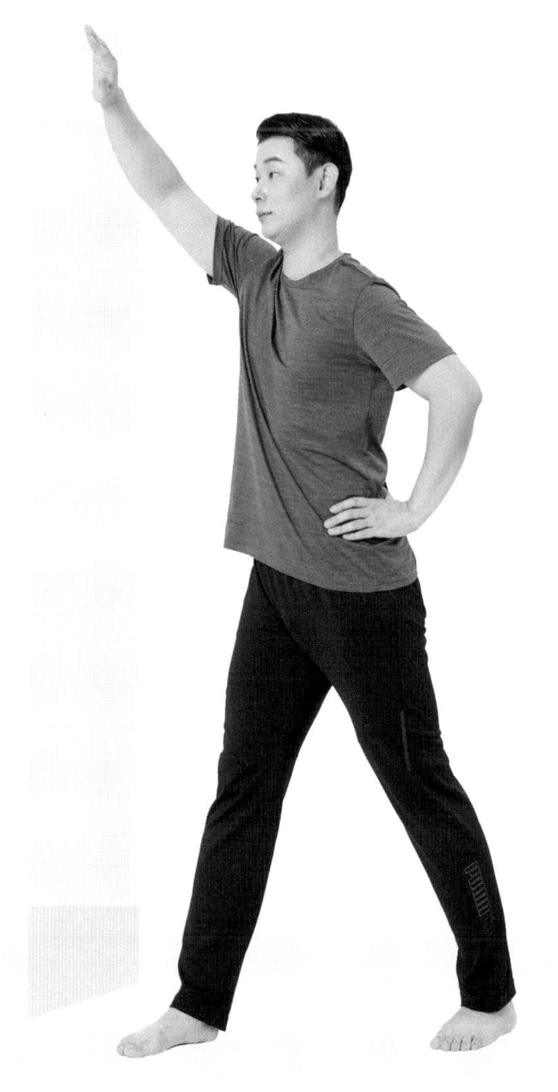

1 右腳往前站，比肩距更寬，右手輕鬆地扶在高過頭的牆壁上，讓右手的小拇指朝上。

用手扶的時候，請在肩膀前側與上面不會疼痛的範圍內抬起手臂。

手扶牆的位置可以
稍微上下移動，
最好能讓整個闊背肌
都伸展到。

2 右肩與軀幹輕輕地轉向右下方。一旦感覺闊背肌拉開了就停止十到十五秒，維持穩定的呼吸後再回到預備姿勢，休息五秒後再做兩組。另一邊也用同樣的方式操作。

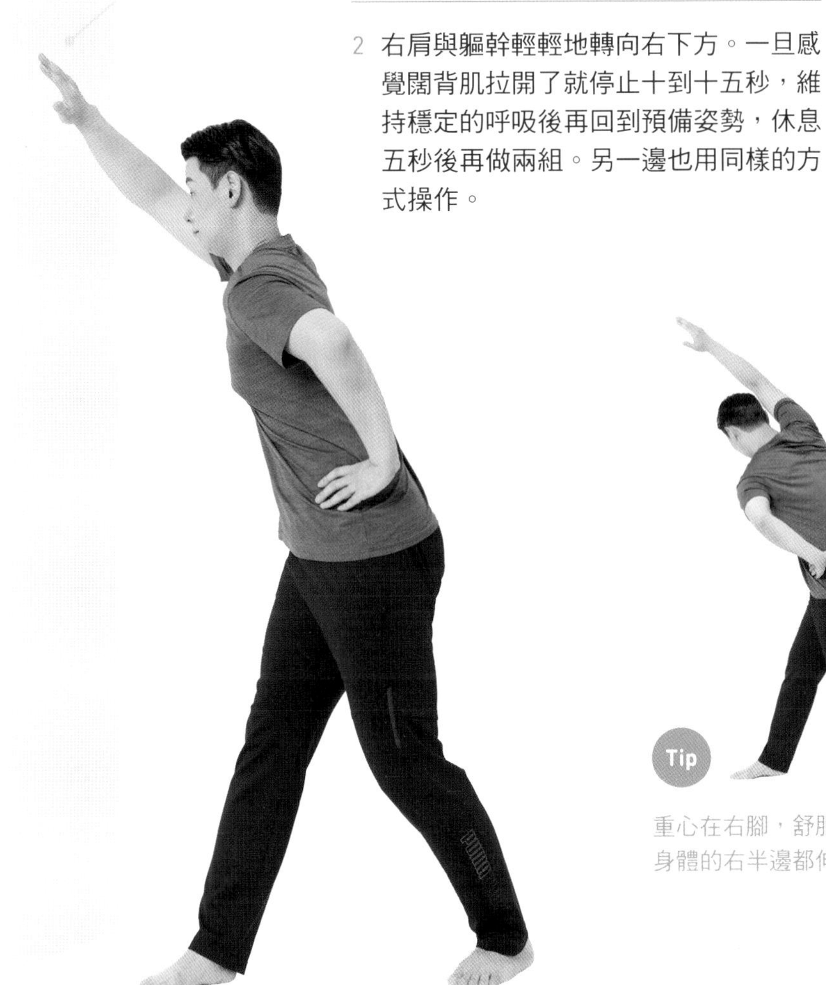

Tip

重心在右腳，舒服地延伸，感覺身體的右半邊都伸展開來。Ⓔ

（示範影片）

STEP 2 ▸ ① 肩膀開合

肩胛骨是跟肱骨與鎖骨一同讓肩關節活動的骨頭。肱骨與鎖骨容易以肉眼看見，所以一旦出現問題立刻就能知道，但肩胛骨在軀幹後側，就算出現問題也很難輕易發現。這個運動很適合幫助提升肩胛骨附近肌肉的協調性。

運動部位 肩胛骨附近肌肉

效能與效果 增加已經縮短的肩胛骨附近肌肉長度，使用沒有在活動的肌肉，增加手臂整體的活動度

時間與次數 做三十秒至一分鐘後休息十秒，共做三組

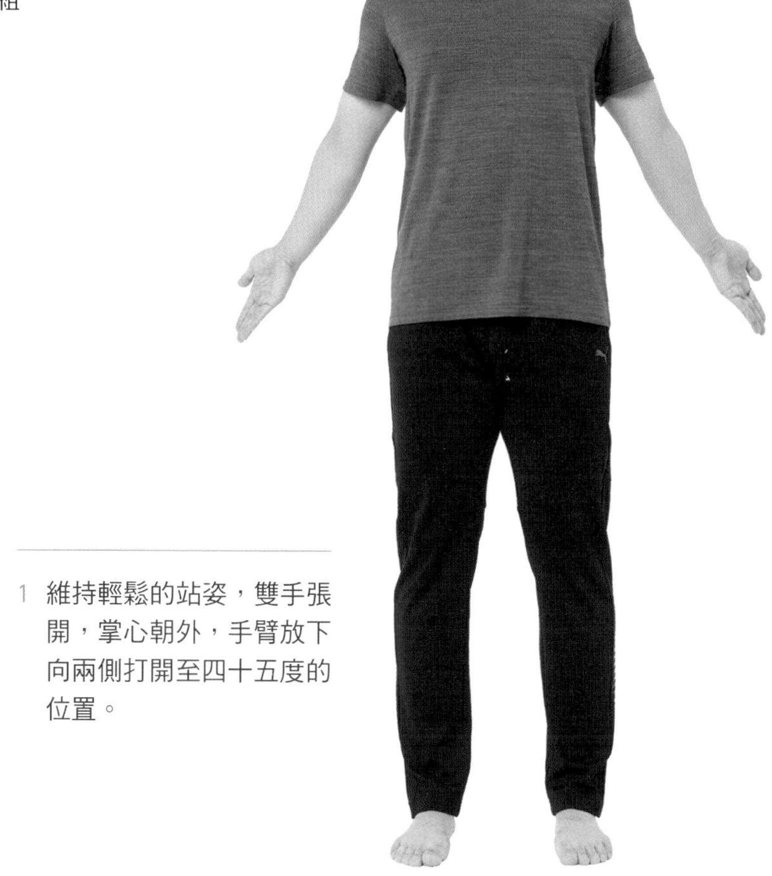

1 維持輕鬆的站姿，雙手張開，掌心朝外，手臂放下向兩側打開至四十五度的位置。

2 雙臂像往前畫半圓一樣活動，雙手手掌在正前方碰觸到之後，再像畫半圓那般往後轉，讓肩胛骨合起。請在肩膀不會痛的範圍內反覆做這個動作三十秒到一分鐘。

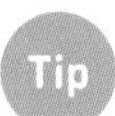

- 手臂往前時，大拇指朝前；手臂到中間時，大拇指朝天空；手臂到後面時，大拇指朝後，若固定這些位置，增加肩膀的旋轉空間，就能讓旋轉肌肉一併運動到。
- 手臂一開始在四十五度，之後可以逐漸抬高，直到肩膀的高度，連同肩膀上面和下面都刺激到，這樣就會更有效。

手臂前後擺動時，僅限在不會疼痛的範圍內活動。
提高肩膀位置時，也僅限在不會疼痛的範圍內活動。

STEP 2 ▶ ② 四肢支撐伏地挺身Plus

在過直的頸椎和過直的腰椎間就會有「過直的脊椎」。相較於正常的脊椎，過直的脊椎會讓肩胛骨的活動變得不自然，肌肉無法吸收脊椎的衝擊，妨礙肌肉有效使用。這個運動會活動到肩膀前後的肌肉，穩定肩膀關節，有效恢復脊椎的彎曲度。

（示範影片）

運動部位 從胸部到軀幹側邊與肩胛骨附近肌肉

效能與效果 增加肩膀的穩定度與脊椎彎曲度，增加自然的活動量，舒緩肩膀附近肌肉的緊繃並減輕疼痛

時間與次數 做三十秒至一分鐘後休息十秒，共做三組

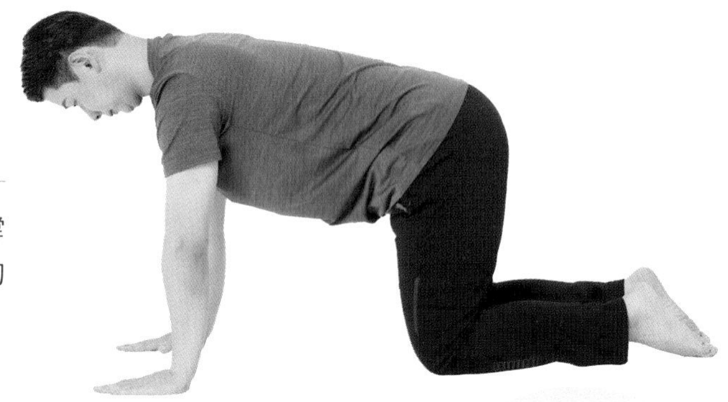

1 膝蓋跪下後，雙手撐地，維持用四肢支撐的姿勢。

第一次做的人、肩膀沒有力氣而脆弱的人與肩膀疼痛的人，操作時可縮短手臂與大腿的間距。

若突然使用脆弱的肩膀肌肉，可能會讓與肩膀肌肉相連的頸部產生疼痛，所以在運動初期不要太勉強。

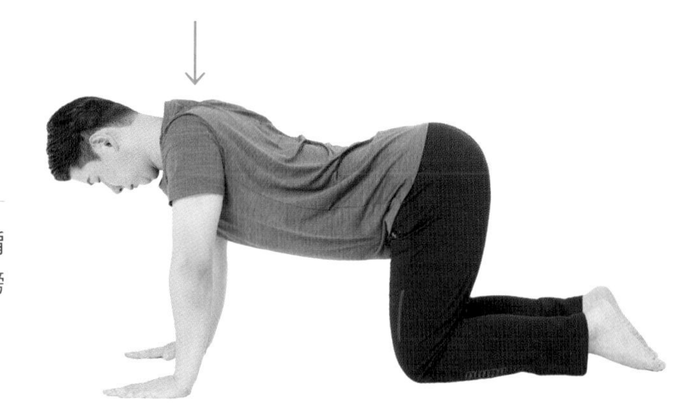

2 在手肘張開的情況下肩膀放鬆，讓背部比肩膀更低。

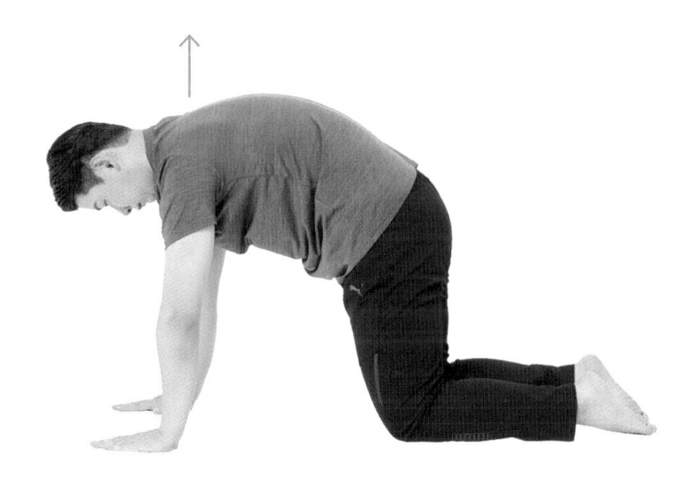

3 用手推地，背部拱起，高過肩膀。請在肩膀不會疼痛的範圍內持續三十秒至一分鐘，然後連續做這個動作。

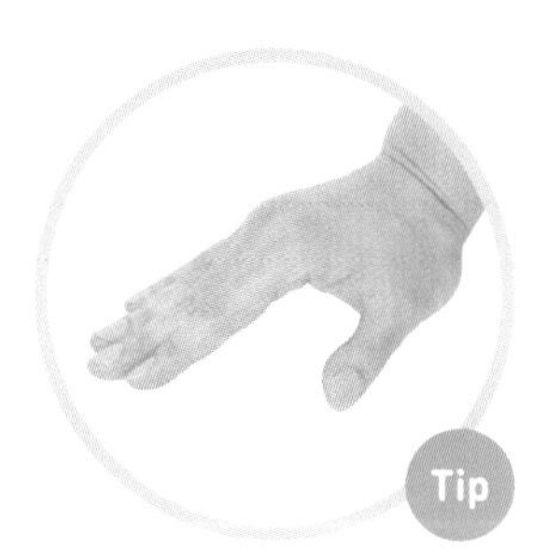

Tip 手腕疼痛時，只要把手掌鼓起來，做成像洞穴一樣的拱型，就能降低手腕的負擔。

（示範影片）

STEP 2 ▸ ③ 四肢支撐石磨運動

不只有前側的肩關節需要伸展，後面、上面和旁邊的肌肉都需要伸展。這個運動是在肩膀支撐體重的情況下，將軀幹往四個方向移動，刺激肩膀附近的肌肉，是相當安全的伸展。尤其是因五十肩（沾黏性肩關節囊炎）等原因導致肩膀無法自由活動的人，這個動作非常有效，但如果沒有肩關節囊炎的問題，伸展刺激的效果可能會較不顯著。

運動部位 肩膀後方、上面、側邊肌肉

效能與效果 增加已經縮短的肩膀附近肌肉長度，消除五十肩的疼痛、增加關節活動範圍、增加肩膀附近肌肉的穩定度

時間與次數 做三十秒至一分鐘後休息十秒，反方向再做一次，各做兩組

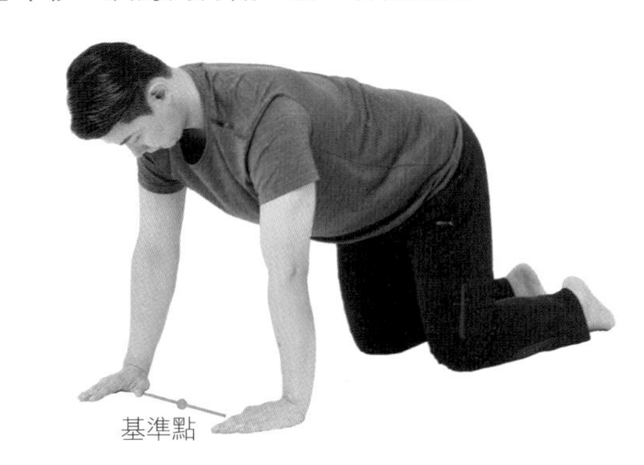

1 膝蓋跪下後，雙手撐地，維持用四肢支撐的姿勢。這時雙手中心點為基準點。

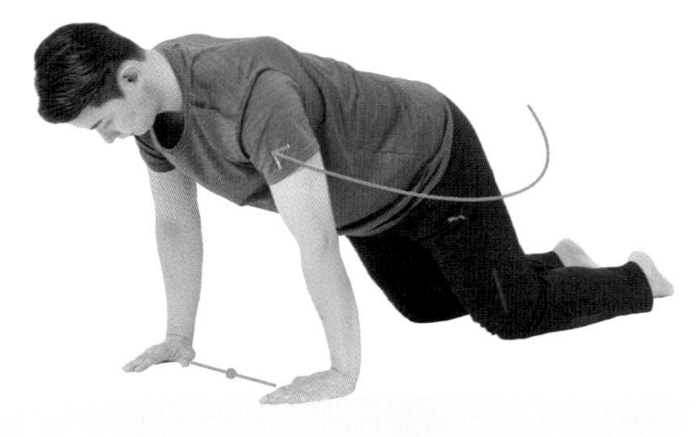

2 將對好基準點的軀幹往下壓，再往左邊畫半圓到前方刺激肩膀，這時肩膀要跟地板平行。

注意！ 五十肩（沾黏性肩關節囊炎）的病患若非常疼痛，可能會引起嚴重發炎，所以請注意運動強度，逐漸增加範圍。

3 以順時鐘方向畫大圓，往右自然地畫半圓到後方刺激肩膀，這時肩膀要跟地板平行。這個動作連續做三十秒至一分鐘，再以同樣方法逆時鐘做一次。

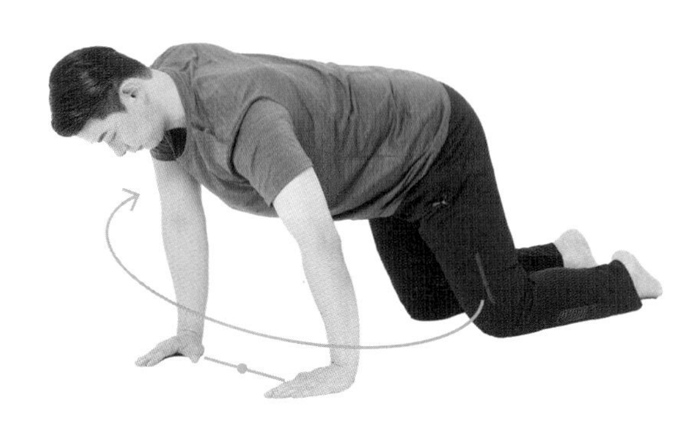

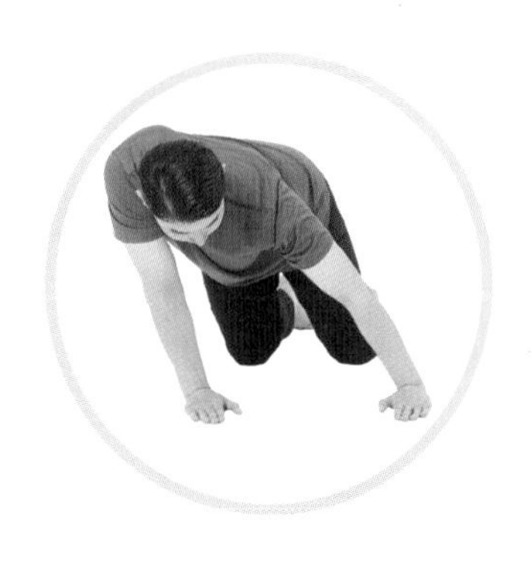

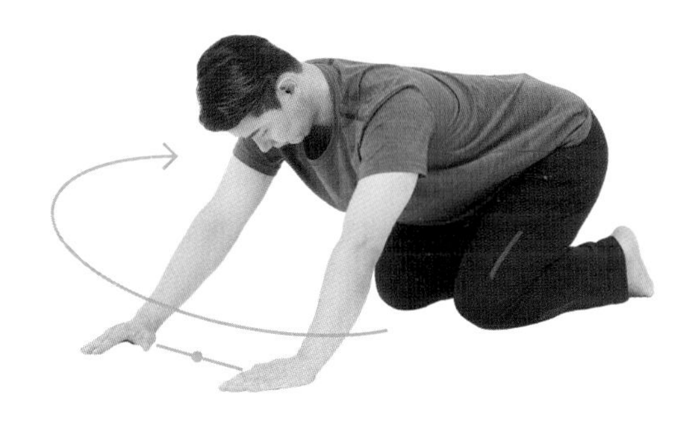

- 要小心，不要讓手腕疼痛。
- 如果第一次做時覺得很難畫圓，可以分別練習左右和前後，再把動作合在一起。
- 若覺得伸展的刺激太小，跳過這個動作也無妨。

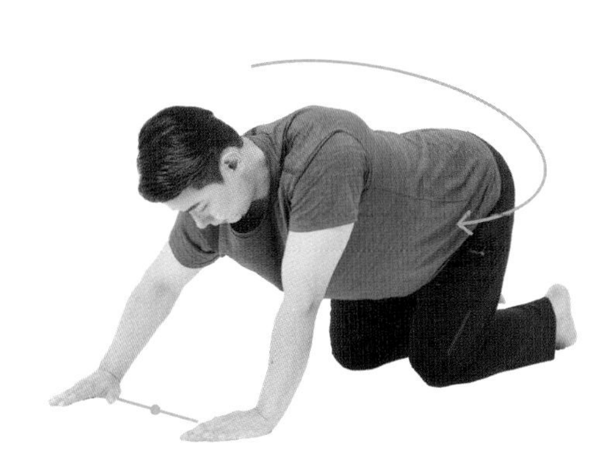

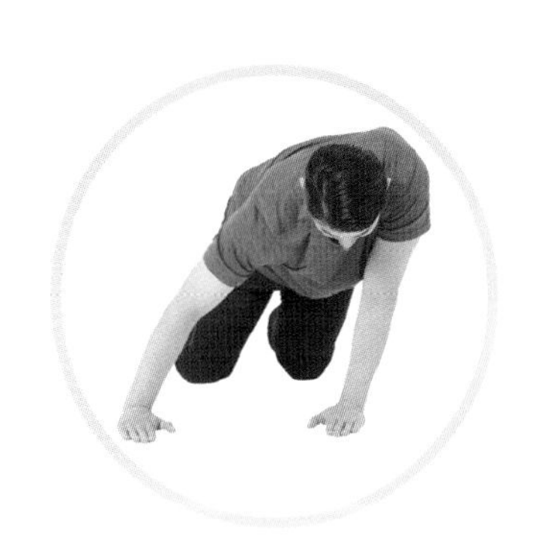

（示範影片）

STEP 2 ▶ ④ W-Y運動

這個動作能有效伸展容易縮短的肩關節前側和下面的肌肉，非常適合提升肩膀附近肌肉的協調性。雖然現在肩膀不會痛，但如果照著這個運動做時發現動作不太標準，表示以後有可能會出現肩膀痛。

運動部位 肩膀附近所有肌肉

效能與效果 增加已經縮短的肩膀前側和下面肌肉長度，增加肩膀附近肌肉間的協調性

時間與次數 連續做三十秒至一分鐘後休息十秒，三次為一組

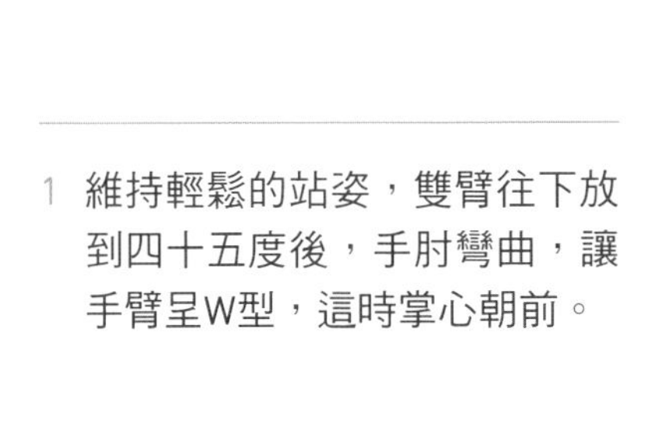

1 維持輕鬆的站姿，雙臂往下放到四十五度後，手肘彎曲，讓手臂呈W型，這時掌心朝前。

手臂在後方往上舉時，僅限在不會疼痛的範圍內操作，以防止肩膀受傷。放下時若會疼痛，請讓手臂往前放下，不要往後，做出安全的姿勢。

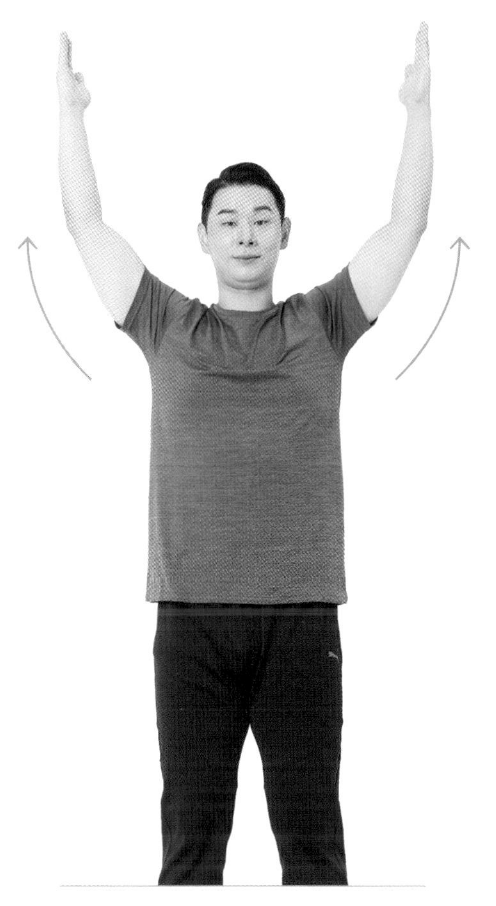

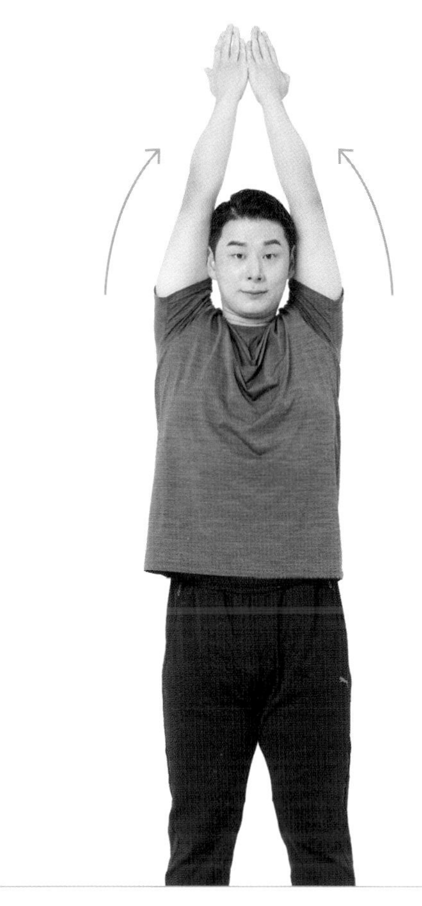

2 在維持腹肌緊繃的狀態下，抬起雙臂，手刀朝前，讓雙臂呈Y字型。

3 張開的手臂往頭部兩側靠攏，手臂呈一直線，這時雙臂在耳朵上往外轉，讓雙手小拇指碰觸，再回到預備姿勢。動作持續三十秒到一分鐘。

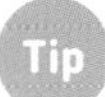

- 運動過程不要中斷，如同行雲流水般自然地連續動作。
- 手臂往後的幅度、往上的幅度、手往外轉的程度都請在不會疼痛的範圍內持續增加。
- 手臂往上舉到呈Y字型或一直線時，如果不會造成肩膀負擔，那可以再加一個動作，就是肩膀也一起往上聳。

Daily Program

一天十分鐘 背部與肩膀伸展

（示範影片）

這裡收集了消除背痛與肩膀痛的重點運動，製作成一個菜單。只要每天持續做十分鐘，就能有效消除疼痛。

按摩腋下前側(p.48)
以輕微的強度
30秒 × 兩邊各一次

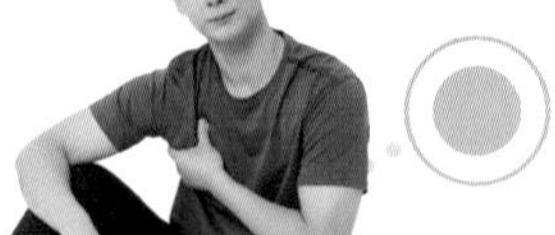

START

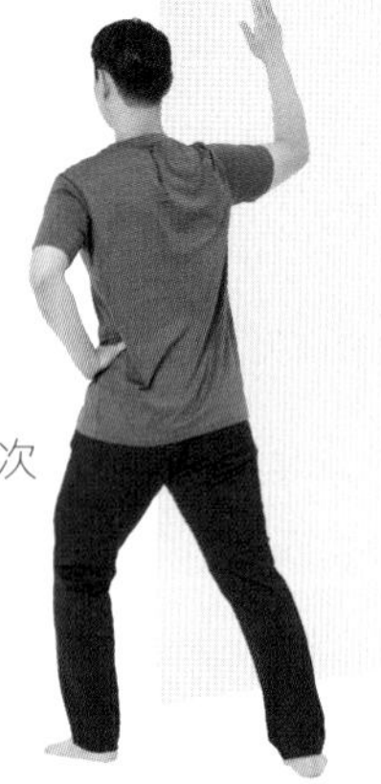

伸展胸肌(p.54)
改變手肘高度
維持15秒 + 休息5秒×3次
兩邊各做一組

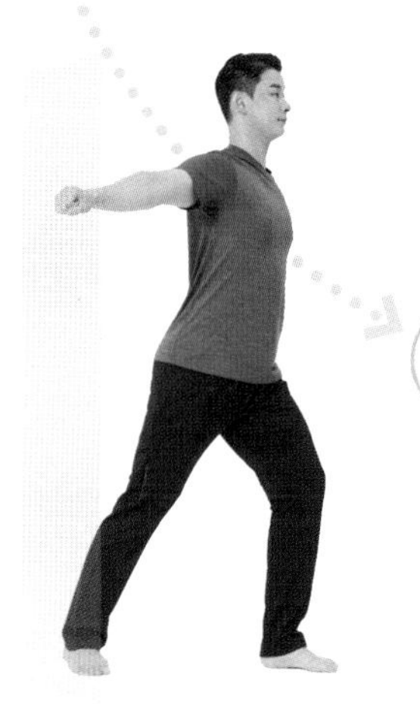

伸展肱二頭肌(p.56)
讓拳頭上半部朝向正面
兩邊各做一組
維持15秒 + 休息5秒 × 3次

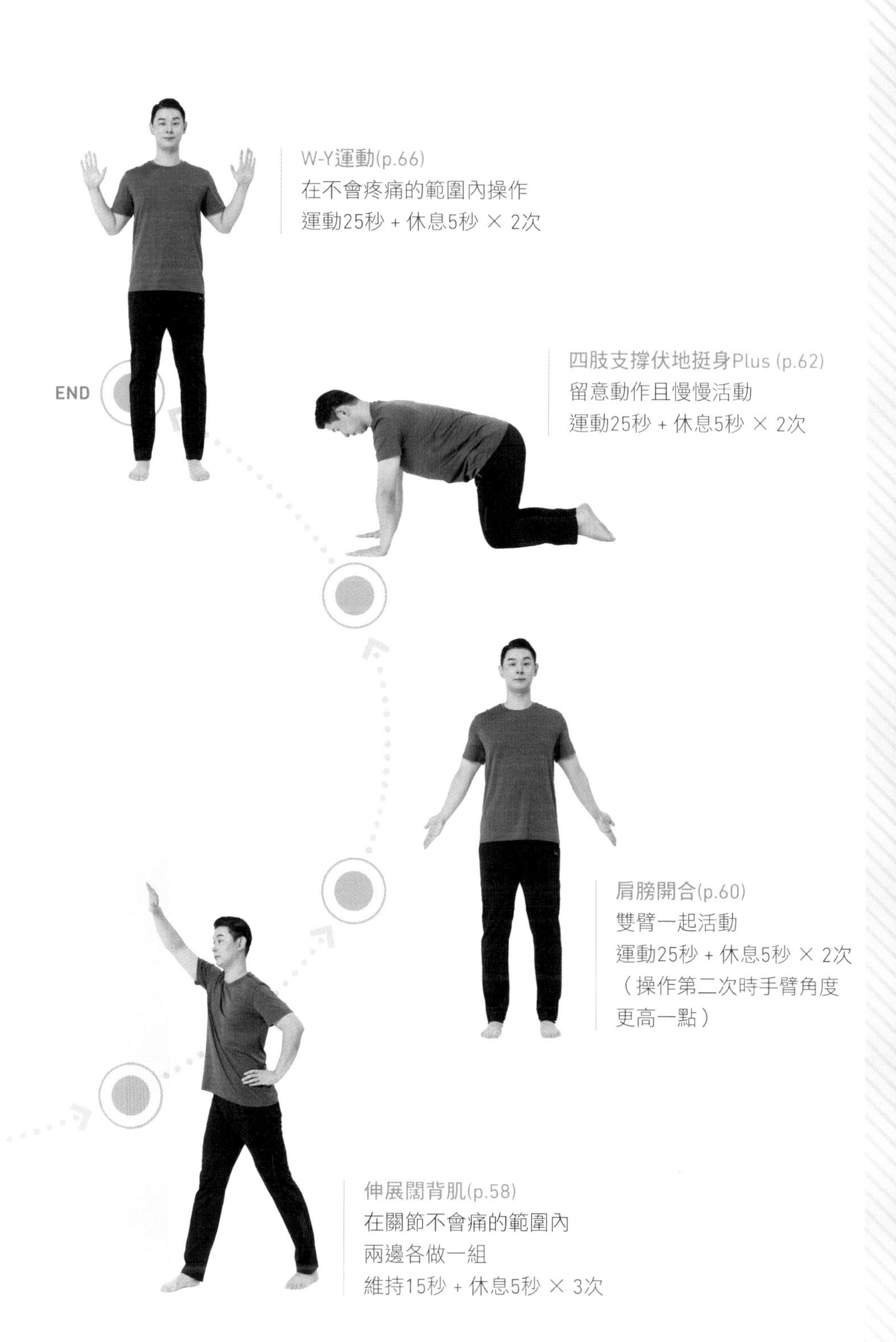
W-Y運動(p.66)
在不會疼痛的範圍內操作
運動25秒 + 休息5秒 × 2次
END
四肢支撐伏地挺身Plus (p.62)
留意動作且慢慢活動
運動25秒 + 休息5秒 × 2次
肩膀開合(p.60)
雙臂一起活動
運動25秒 + 休息5秒 × 2次
（操作第二次時手臂角度
更高一點）
伸展闊背肌(p.58)
在關節不會痛的範圍內
兩邊各做一組
維持15秒 + 休息5秒 × 3次

（示範影片）

Power Program ①抬雙膝

肩膀往後彎或往上抬的運動可能會造成腰部負擔，所以在做肩膀運動時要順帶做腹肌運動，這是很重要的。這個動作是全身運動，在做肩膀運動的同時，也能幫助加強下腹肌和臀部肌肉。

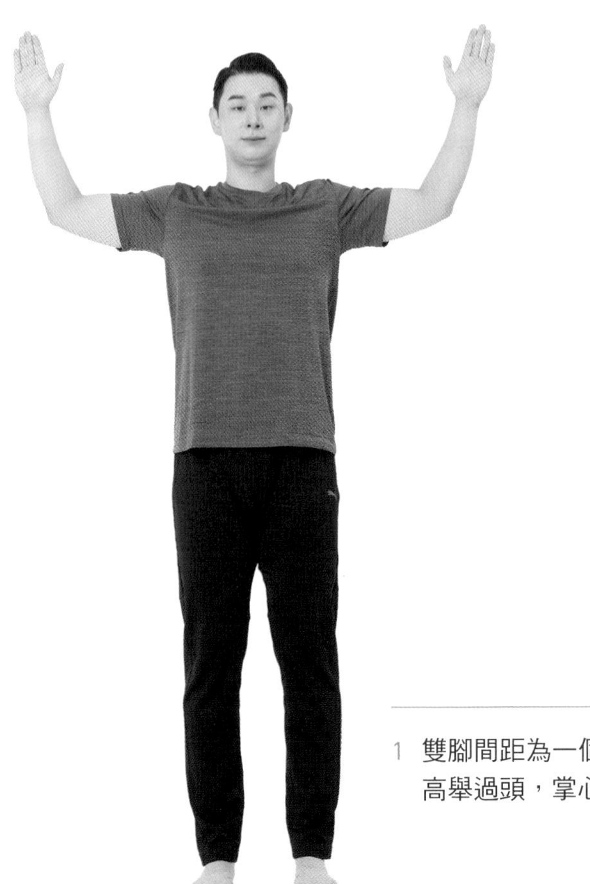

1 雙腳間距為一個拳頭寬，雙手高舉過頭，掌心朝前。

請注意，不要讓上半身彎曲太多。
請在不會疼痛的範圍內漸進式做出正確動作。

2 抬起一邊的大腿，同時放下雙手，指尖稍微碰到膝蓋下方，再回到預備姿勢。

3 另一邊也用同樣的方式操作。左右輪流，連續做一分鐘。

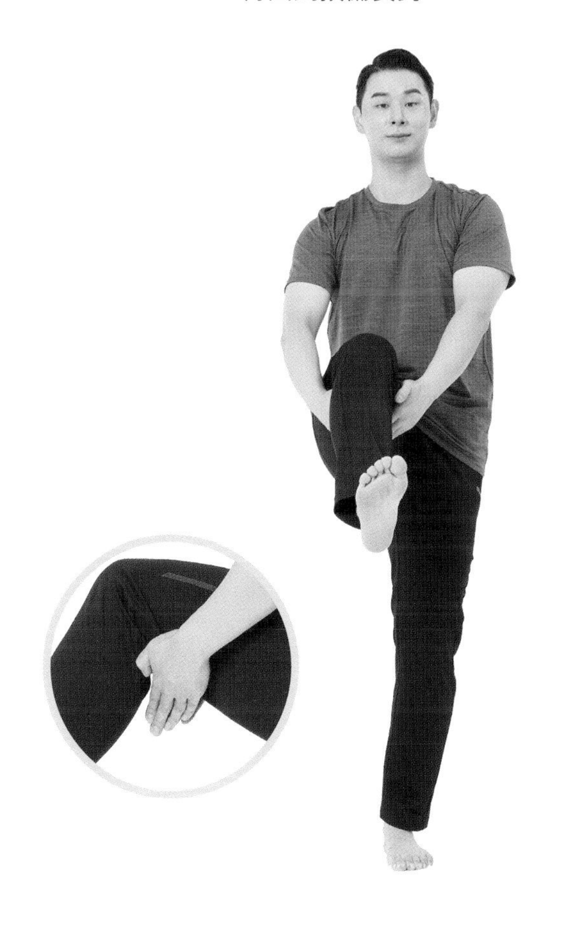

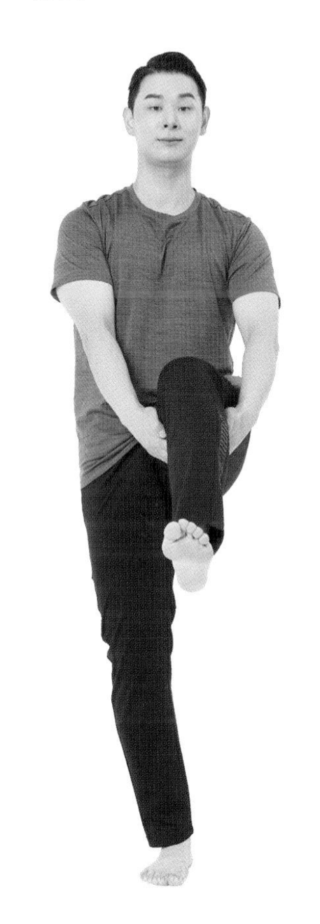

Tip

- 如果先做手臂運動，再加入大腿運動，就能更輕易照著做。
- 如果臀部肌肉和大腿後側肌肉已經縮短，就要在運動前先伸展。

（示範影片）

Power Program ②火車輪運動

火車輪運動是以肩膀中點為軸心畫圓的動作，可以說是「四肢撐地伏地挺身Plus」（p.62）運動的進階版，這個運動能增加肩膀前後、上下肌肉與脊椎的協調性。

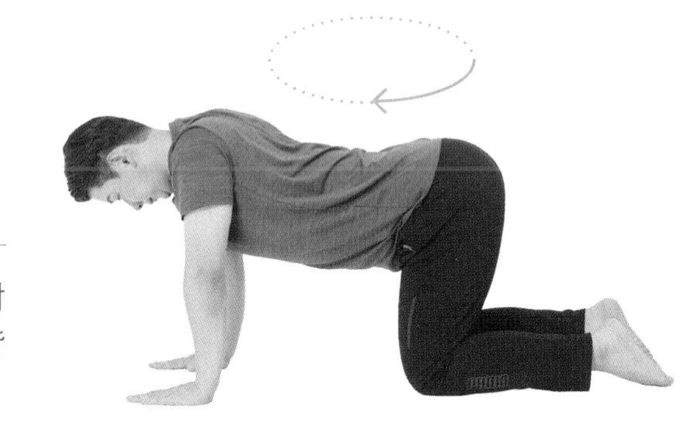

1 做出四肢撐地的姿勢，手肘稍微彎曲，肩膀放鬆，讓背部比肩膀更低。

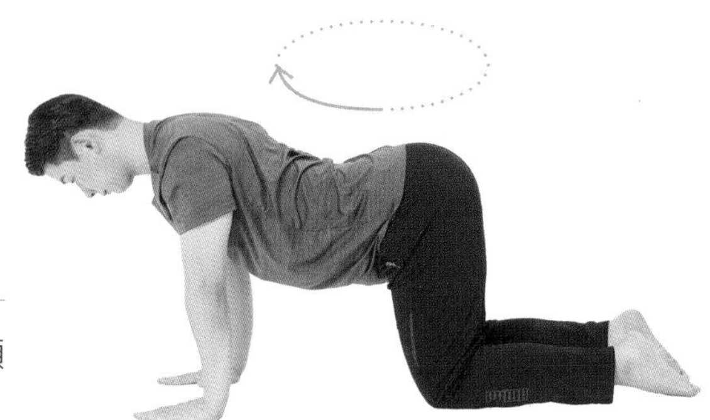

2 固定手和膝蓋的位置，讓頸部與軀幹充分往前延伸。

若突然使用脆弱的肩膀肌肉，可能會讓與肩膀肌肉相連的頸部產生疼痛，所以在運動初期不要太勉強。

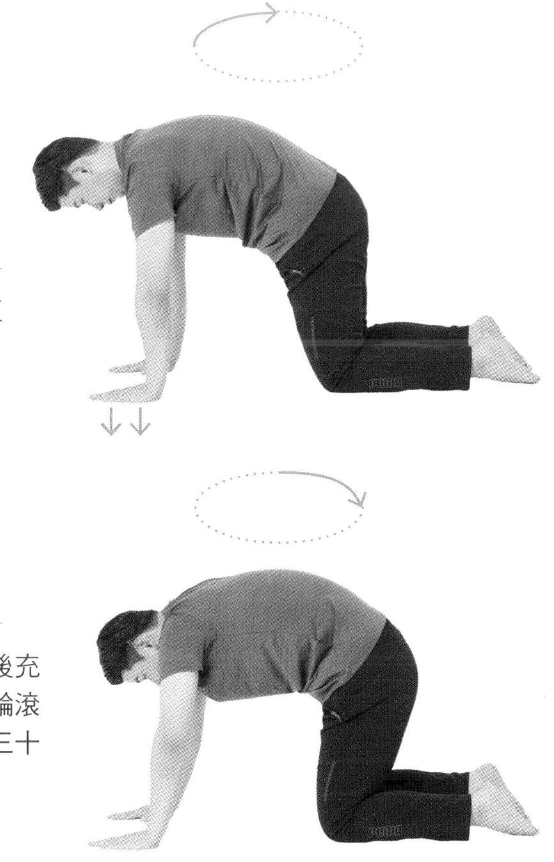

3 手掌推地，讓頸部與軀幹往正上方活動。

4 上升的頸部和軀幹再往下，之後充分往後延伸。讓身體像火車車輪滾動那般畫圓，連續動作。持續三十秒至一分鐘後再換方向操作。

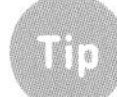

- 軀幹往上抬的時候，胸椎和腰椎最好也要一起往上，往下壓的時候也要一起往下。
- 如果很難從一開始就做出正確的動作，可以先分別練習步驟一和步驟二的動作，以及步驟三和步驟四的動作。

（示範影片）

Power Program ③豬尾巴運動

豬尾巴運動是複合運動，一次可以運動到包覆肩膀的多種肌肉。如果先充分地做單一部位的運動後再做這個運動，肩膀肌肉就能活動得更多。

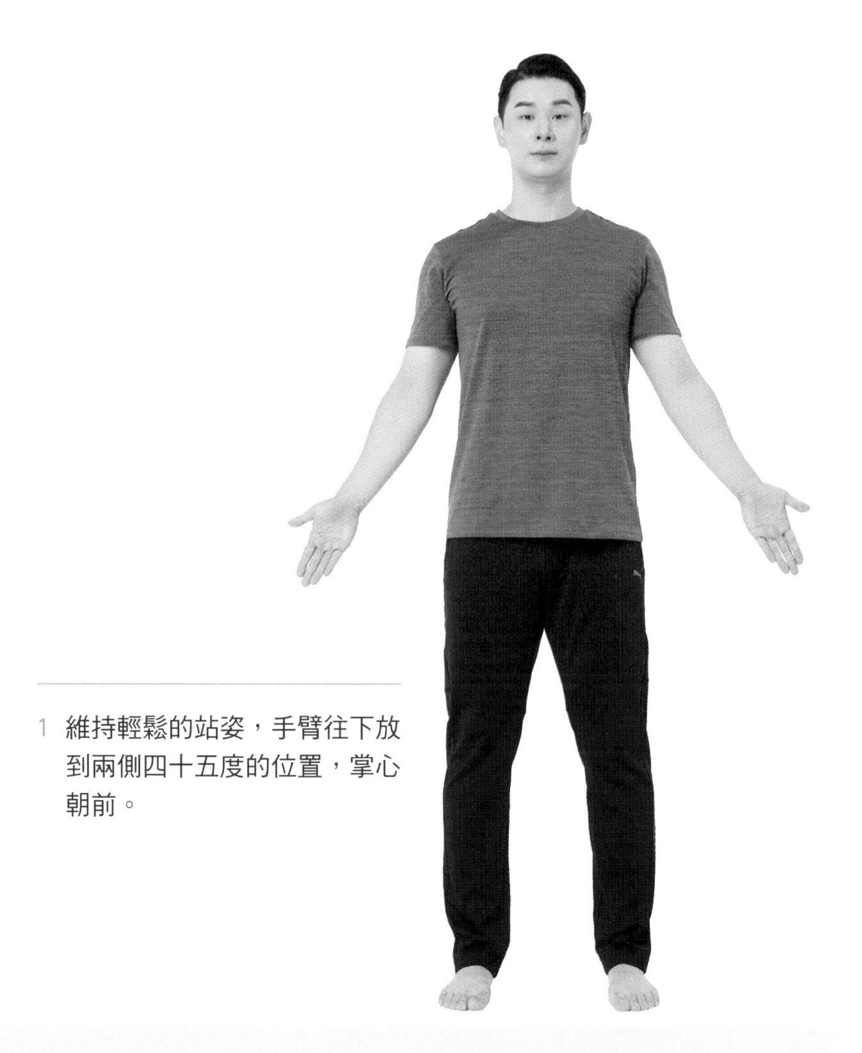

1 維持輕鬆的站姿，手臂往下放到兩側四十五度的位置，掌心朝前。

請在不會疼痛的範圍內操作。
若放下手臂時會疼痛，就把手臂往前放，不要放兩側。

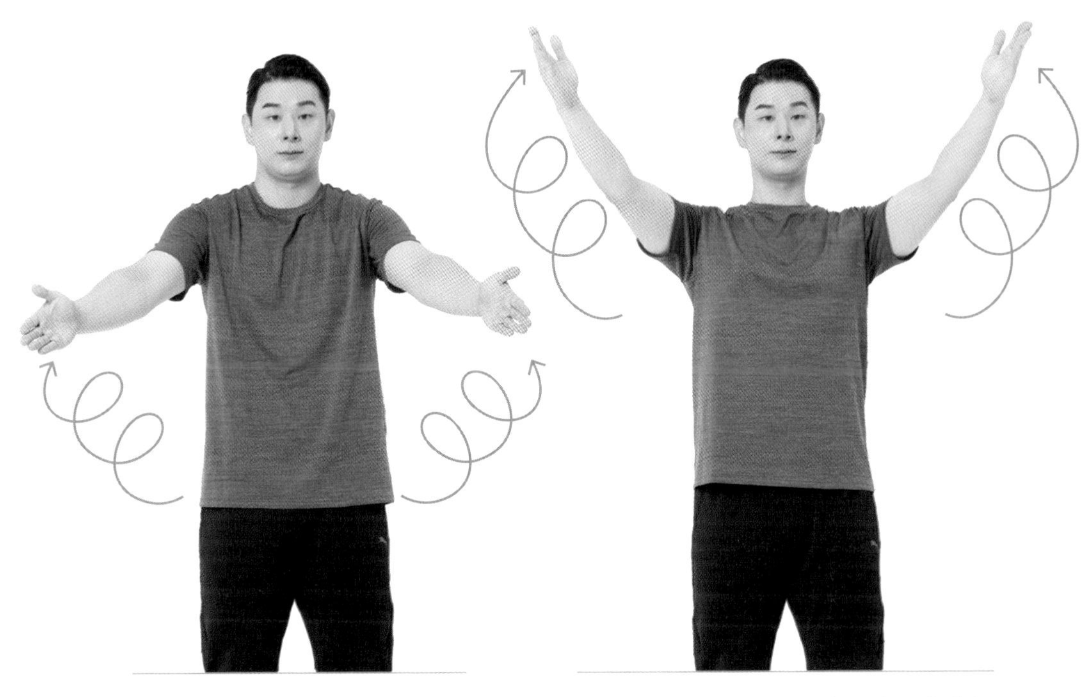

2 手臂從前方依序往上、往後活動，畫出圓形，肩膀也要一起活動。

3 肩膀持續轉動，就像用雙手畫出螺旋型的豬尾巴般，持續做出畫圓動作。當手臂已經充分往上抬時，手臂再往後轉，就像在肩膀後方畫大圓那樣，然後回到預備姿勢。請在肩膀不會痛的範圍內做三十秒到一分鐘。

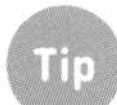

- 分別練習轉動肩膀的動作與抬起手臂的動作，再合在一起，這樣能更輕鬆地照做。
- 請在不會疼痛的範圍內漸進式抬起手臂、畫出大圓。
- 活動時請維持身體的重心，讓軀幹隨手臂的活動自然地前後活動。

Chapter
2

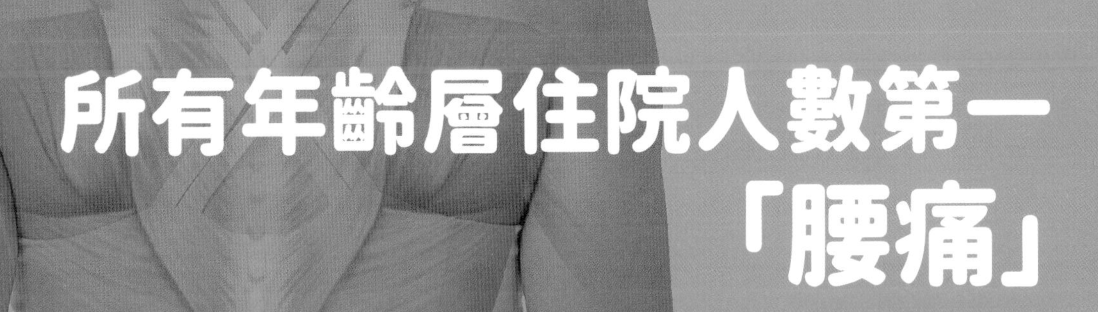

所有年齡層住院人數第一「腰痛」

想必沒有人一生當中都不曾感受過腰痛之苦。尤其多數人都長時間坐著上班，所以腰痛更為頻繁、嚴重。大部分的人腰痛時，都只會想要做腰部運動或治療腰部。不過，更多時候腰痛反而是其他地方的問題，而非腰部本身。

腰痛原因大致上有三個，肩膀問題、腰部問題和骨盆問題。

第一，我們先來看看因肩膀而引起的腰痛。如果長期只使用一邊的手臂，肩膀前側肌肉會變短，肩膀還會往前彎。如果肩膀前後的肌肉無法均衡，就不是由肩膀來承受頭部和手臂的重量，而是由上半部的腰，也就是背部的腰來承擔。這種狀態持續久了，腰部就會感到疼痛不舒服。

第二，腹部肌肉縮短、軀幹肌肉變弱也會引發疼痛。軀幹前方的肌肉若縮短，原先脊椎自然的S型弧度就會消失，變成一直線。平常脊椎能像彈簧一樣能支撐體重、吸收衝擊，但當脊椎變成一直線時，就無法承受體重和衝擊，因而出現腰痛。軀幹的肌肉原本應該要像腰部護具一樣支撐脊椎，卻無法支撐，所以疼痛勢必會加劇。

第三，骨盆或腿部肌肉縮短也會引發腰痛。若骨盆或腿部肌肉縮短，每次身體往前彎或往旁邊彎曲時，柔軟的腰部肌肉就會更多延伸來幫忙撐住已經變短而僵硬的肌肉。這種動作反覆久了，該部位的壓力就會累積而引發疼痛。

綜合來說，雖然疼痛原因可分為三種，但實際上疼痛發生的原因是複合的。三個部位當中只要有一個地方出現問題，就可能會急性惡化，甚至會因持續的壓力而出現椎間盤退化或脊椎狹窄症等。腰部跟肩膀或骨盆不一樣，不是出力的關節，而是像彈簧一樣吸收衝擊並支撐的關節。

為了能預防並改善腰痛，必須矯正並強化肩膀和骨盆附近的肌肉，因為它們能代替腰部出力並活動。透過伸展延伸肌肉長度，並持續以多種方式使用肌肉，這些運動都是能消除腰痛的最佳解答。

尤其豎脊肌可說是腰間的柱子，若過度使用反而會引來腰痛，所以應該多使用臀肌或肩膀後側的肌肉，而不是豎脊肌。

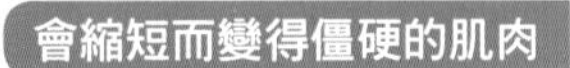

- 胸部肌肉
- 上腹部
- 臀部肌肉
- 大腿後側肌肉
- 骨盆前側肌肉

會延伸而變得僵直的肌肉

- 斜方肌
- 大菱形肌
- 下腹肌
- 豎脊肌

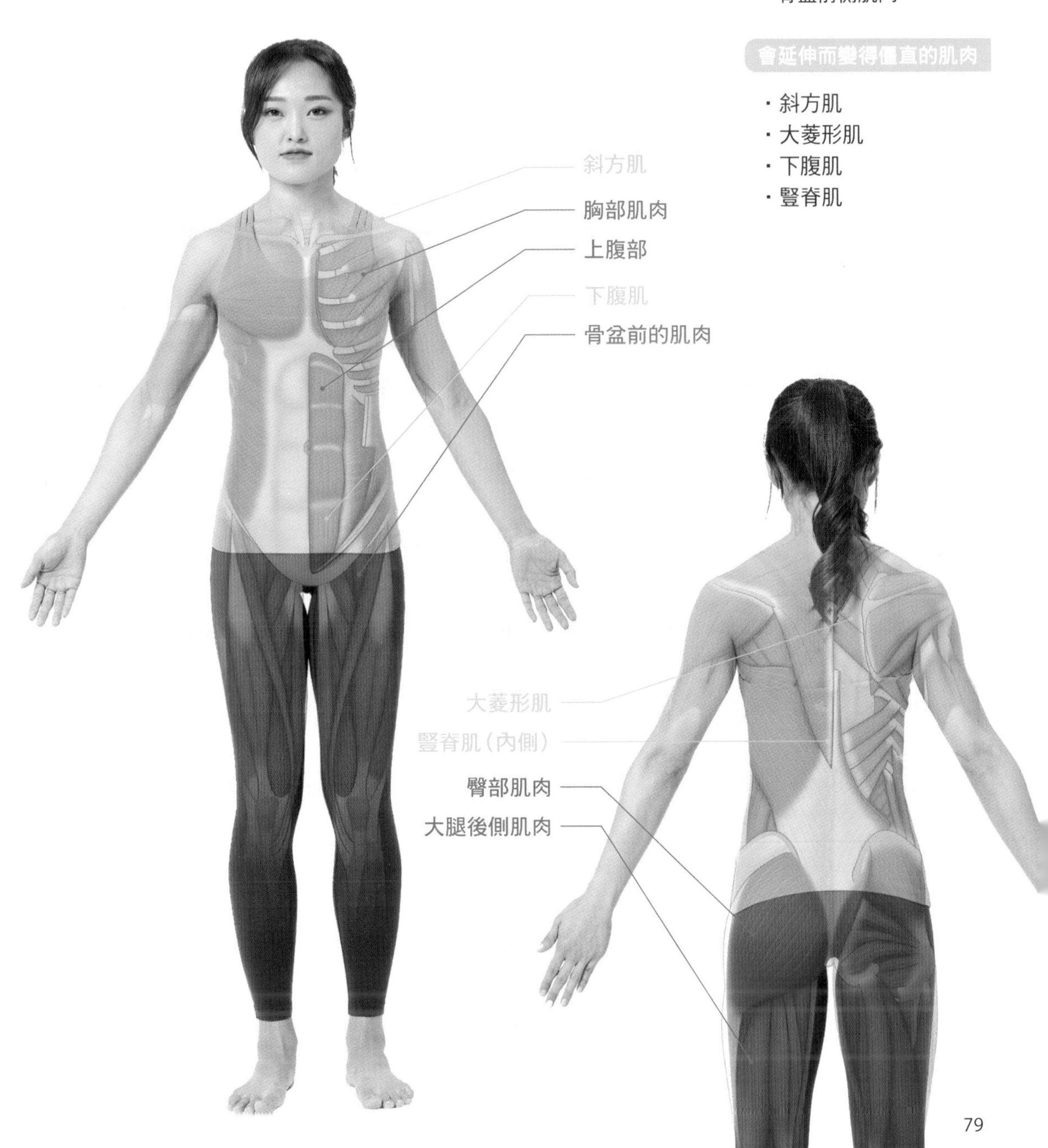

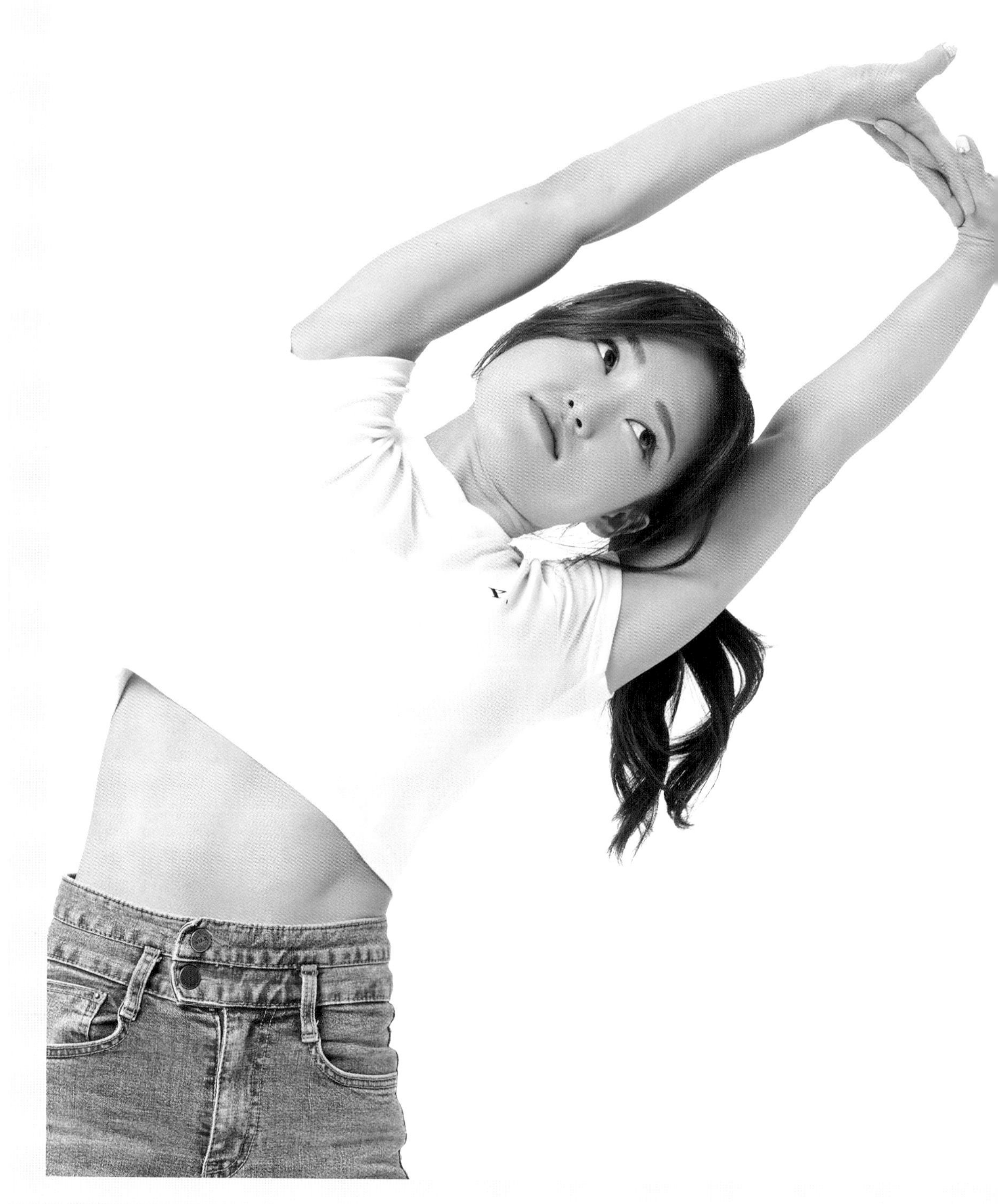

?!

想知道關於腰痛的原因！

彎腰的運動會不會引發椎間盤疾病？

像貓、牛伸展運動（p.96）的彎腰運動是將腰部椎間盤往後推，所以會暫時讓腰部的S弧度變成一直線，不過如果在不會疼痛的範圍內適當地活動，就能加強腹肌、活動骨盆、培養腰部的穩定性。除非是因為急性腰部椎間盤突出而需要躺在床上，否則都建議在腰部不會痛的範圍內，做類似腹肌伸展的腰部伸展運動和貓、牛伸展運動等背部弧度運動。如果要在躺著時抬起上半身，腰部就會彎曲，也會承受身體重量，可能會造成椎間盤更大的負擔，所以要盡量避免。

腰痛需要加強豎脊肌嗎？

加強後腰的豎脊肌當然也有助於減緩疼痛，但是腰部的功能是像彈簧一樣支撐上半身的體重，所以腰部少活動比多活動更好。與其加強豎脊肌，我建議加強臀部肌肉或肩膀肌肉，減少腰部負擔。
我常常看到很多人在加強豎脊肌之後，腰部肌肉變得僵硬而喊腰痛，所以不要只單獨活動豎脊肌，請透過複合運動達到輔助效果。

Ready 按摩舒緩肌肉

（示範影片）

1 按摩臀部肌肉

臀部肌肉要常輔助腰部，是非常重要的肌肉。如果這裡縮短，就會過度使用腰部肌肉，造成腰部負擔。臀部肌肉相當厚實，難以伸展，所以在伸展前要按摩，充分舒緩。

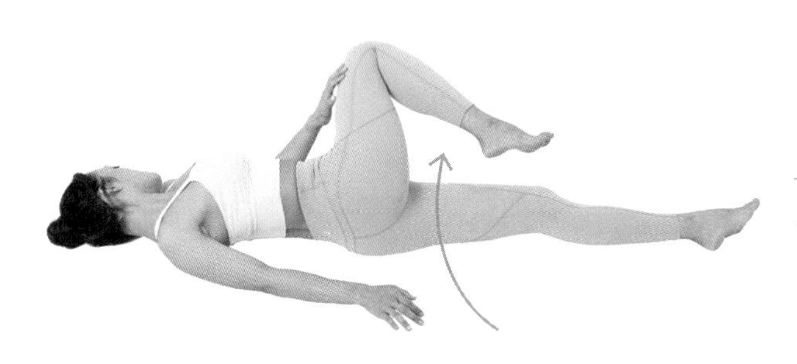

1 正面躺下後，大腿彎成直角，跨到身體另一側。

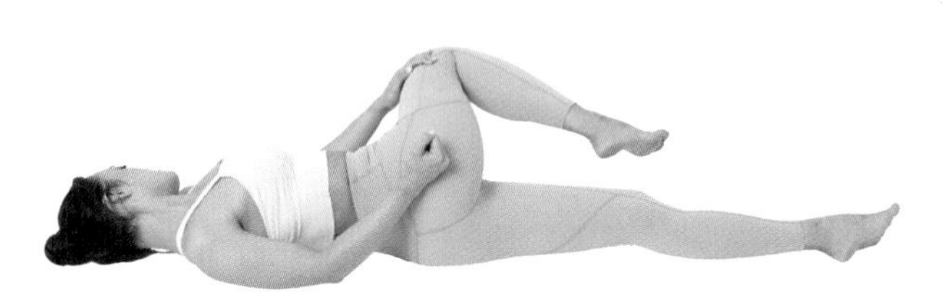

2 另一側的手將膝蓋固定，大腿放鬆後，用另一隻手的拳頭用力敲打整個臀部肌肉。一側三十秒，之後再換邊。

Tip 如果手臂無力或是難以固定姿勢，請尋求他人協助按摩。

跨到另一側時，腰部可能會在扭轉過程中感到疼痛，所以要注意。做動作時，若覺得鼠蹊部像被掐住一樣疼痛，就不要用手固定膝蓋，請在不會疼痛的範圍內固定髖關節。

（示範影片）

2 按摩降低腹壓

腹部在腰的前面，包含腸胃。如果腹壓過大，就會把腰椎往後推，造成腰椎過直，失去腰部正常弧度。我們以按摩腰部來降低腹壓，減少腰部的負擔吧！

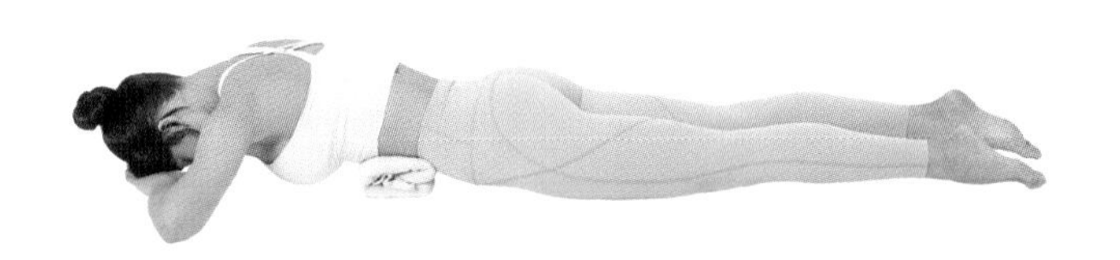

1 捲兩三條毛巾放在骨盆正上方的腹部位置，手靠著額頭趴下。

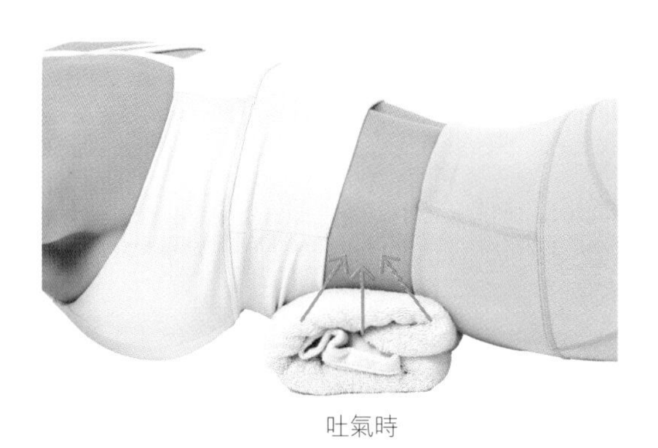

吐氣時

2 吐氣時收肚子，讓毛巾進到肚子裡，吸氣時由胸口吸氣。持續呼吸三十秒，讓毛巾持續向肚子施壓並舒緩。休息十至二十秒後再做兩三次。

Tip 身體適應後，毛巾數量可以從一條逐漸增加到三條。

注意！如果橫膈膜、腹部肌肉與筋膜、肋間肌等已經縮得很短，就會呼吸困難、相當不適。這種時候要注意身體的疼痛與不適，在短時間內以低強度進行。如果不是用毛巾，而是用滾筒之類的堅硬物品來舒緩，就要注意不要壓迫肋骨，以免肋骨骨折。

（示範影片）

STEP 1 ▶ ① 伸展臀部肌肉

臀部肌肉是連接上半身與下半身的最強肌肉。萬一臀部肌肉無法發揮應有的機能，就會由腰部代替，造成過度施力，因此腰部可能會疼痛。透過伸展臀部事先預防並解決腰部疼痛吧！

運動部位 臀部肌肉（梨狀肌）

效能與效果 增加已經縮短的臀部肌肉長度並舒緩，擴大髖關節活動範圍，減輕腰痛，減輕大腿神經發麻與疼痛

時間與次數 做三十秒後休息十秒，兩次為一組，共做兩組

1 坐在椅子上，腳踝放在另一側的大腿上。

不要因為膝蓋下不去就太用力壓膝蓋。請在髖關節前側不會像被捏到那樣疼痛的範圍內進行。

2 手肘壓住膝蓋，讓上半身往前彎，感覺臀部外側和內側拉開，停留大約三十秒。另一邊也用同樣的方式操作。Ⓔ

Tip

- 上半身往前彎的時候，要挺胸，注意腰部不要彎曲。
- 若將重心擺在膝蓋彎曲那側的臀部上，就能給肌肉更好的刺激。

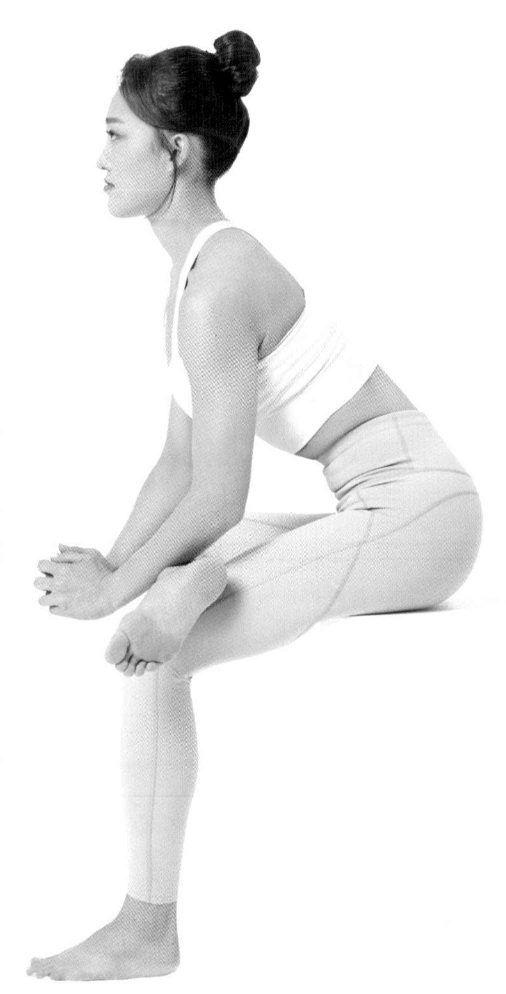

（示範影片）

STEP 2 ▶ ②貓、牛伸展運動

脊椎由頸椎、胸椎、腰椎、薦椎、尾椎構成。身體活動時，由多個關節各自活動一點點會比只有一個關節活動很多來得更安全，脊椎也是一樣。這個運動不僅能活動腰部，連脖子、背部、骨盆都一起運動伸展。多個關節各自活動，可以降低腰部負擔，預防疼痛。

運動部位 脊椎全部肌肉與骨盆

效能與效果 讓脊椎與骨盆活動流暢，舒緩腰部與骨盆肌肉，減輕疼痛

時間與次數 上下連續做十秒，做三次，共做兩組

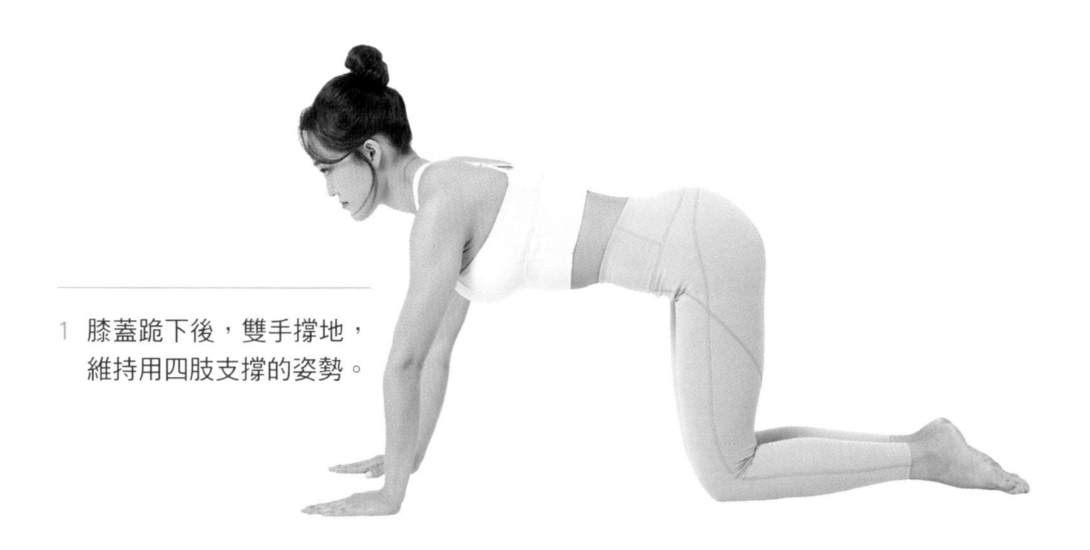

1 膝蓋跪下後，雙手撐地，維持用四肢支撐的姿勢。

注意! 請在腰部不會有負擔的範圍內，逐漸增加上下運動的幅度。

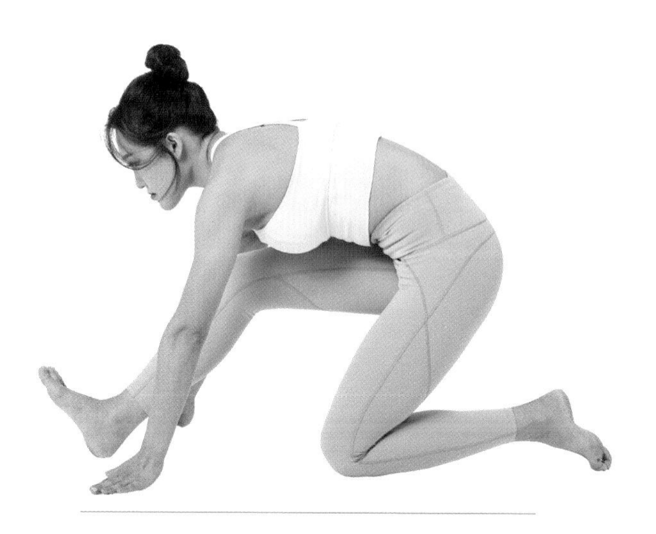

3 將臀部往後推，同時伸直前方彎曲的大腿，伸展大腿後側肌肉十五秒。
前後腳交換，另一邊也用同樣的方式操作。一邊做十五秒，共伸展三次。

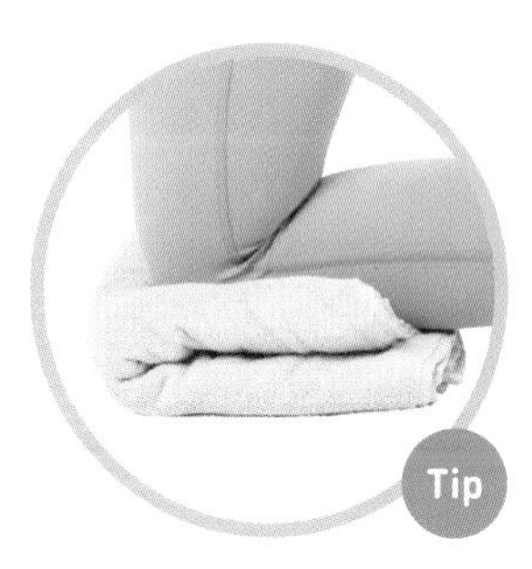

- 往後延伸的大腿膝蓋如果太痛，可以在膝蓋下方墊毛巾。
- 上半身可以靠在彎曲的大腿上，以免造成腰部負擔。
- 重心在左右腿來回移動時，身體也一起活動。

彎曲的大腿膝蓋位置一旦超過腳尖就可能會傷害膝蓋，所以伸展骨盆前側時要注意膝蓋的位置。

（示範影片）

STEP 2 ▶ ②貓、牛伸展運動

脊椎由頸椎、胸椎、腰椎、薦椎、尾椎構成。身體活動時，由多個關節各自活動一點點會比只有一個關節活動很多來得更安全，脊椎也是一樣。這個運動不僅能活動腰部，連脖子、背部、骨盆都一起運動伸展。多個關節各自活動，可以降低腰部負擔，預防疼痛。

運動部位 脊椎全部肌肉與骨盆

效能與效果 讓脊椎與骨盆活動流暢，舒緩腰部與骨盆肌肉，減輕疼痛

時間與次數 上下連續做十秒，做三次，共做兩組

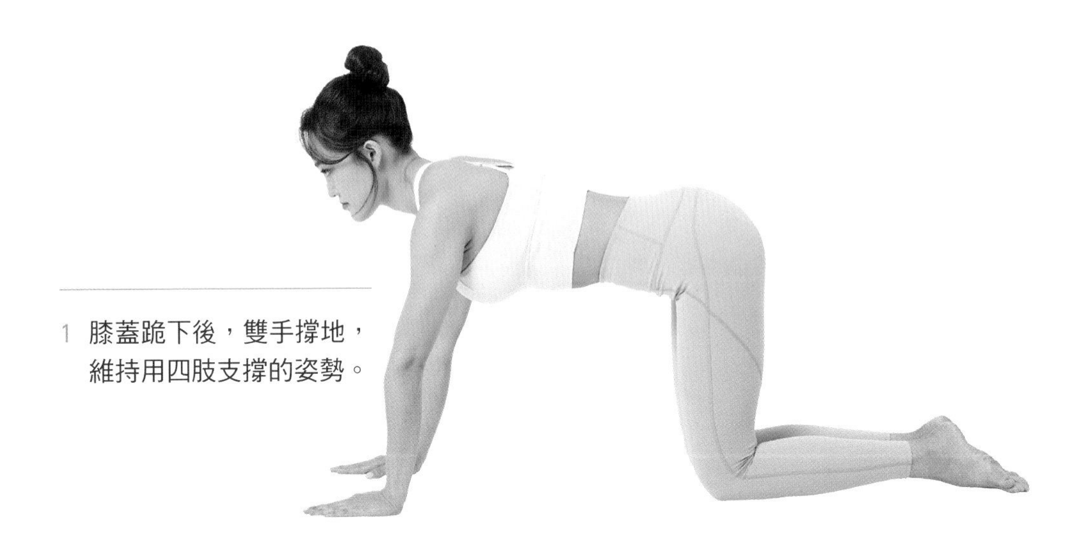

1 膝蓋跪下後，雙手撐地，維持用四肢支撐的姿勢。

請在腰部不會有負擔的範圍內，逐漸增加上下運動的幅度。

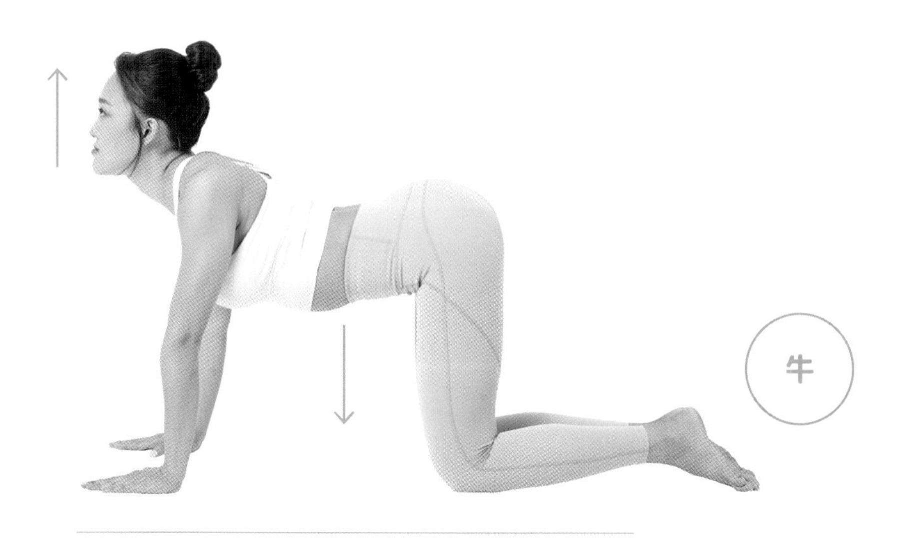

2 抬頭往上看，肩膀、背部、腰部放鬆，做出牛的姿勢，讓整條脊椎呈現向下凹的弧度，維持十秒鐘。

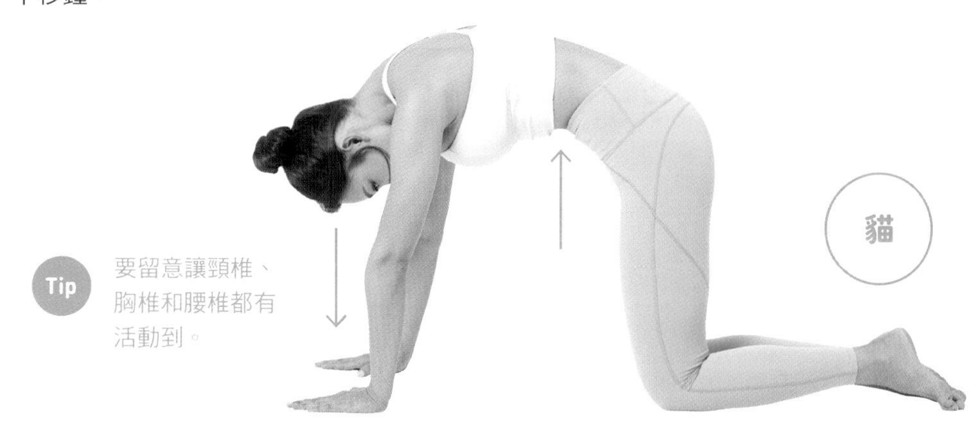

Tip 要留意讓頸椎、胸椎和腰椎都有活動到。

3 雙手推地，低頭看向肚臍，拉動下腹，讓背部和腰部拱起，做出貓的姿勢，讓整條脊椎呈往上凸的弧度，維持十秒鐘之後，再做牛的姿勢，每次做十秒鐘。

（示範影片）

STEP 2 ▶ ③ 抬腳走路

身體所有的活動都是以肉眼看不見的軸心為基準均衡地行動，比方說走路時，如果右手臂往前，另一邊的左腳就會往前走。身體是以脊椎為軸心做出相反的活動，維持身體的平衡。不過，如果某一邊的肌肉已經縮短，身體整體的活動就會被破壞。生活中手腳的活動都是相反的，所以抬腳走路能讓肩膀與骨盆的活動變得流暢，不會造成腰部負擔。

運動部位 肩膀、脊椎、骨盆所有肌肉

效能與效果 全身活動流暢，增加骨盆與肩膀對角線的運動、提升靈活度

時間與次數 做三十秒後休息十秒，各做兩次，共做兩組

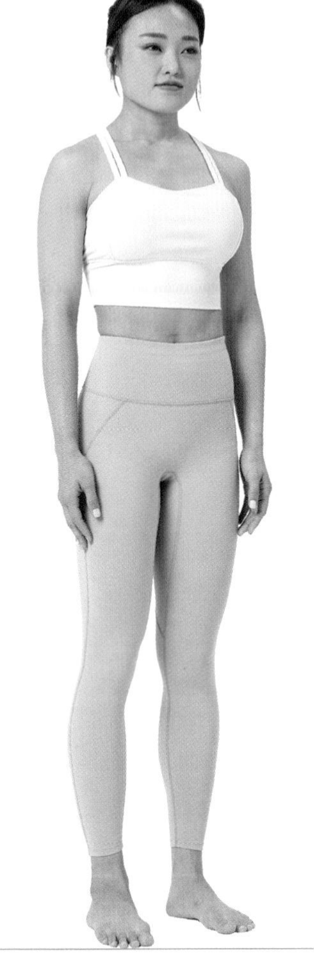

1 雙腳張開，間距為一個拳頭寬。

若突然使用脆弱的腹肌和臀部肌肉，可能會造成腰部的負擔，所以在運動初期就算腰部不會痛，運動時也要有充分的休息時間。

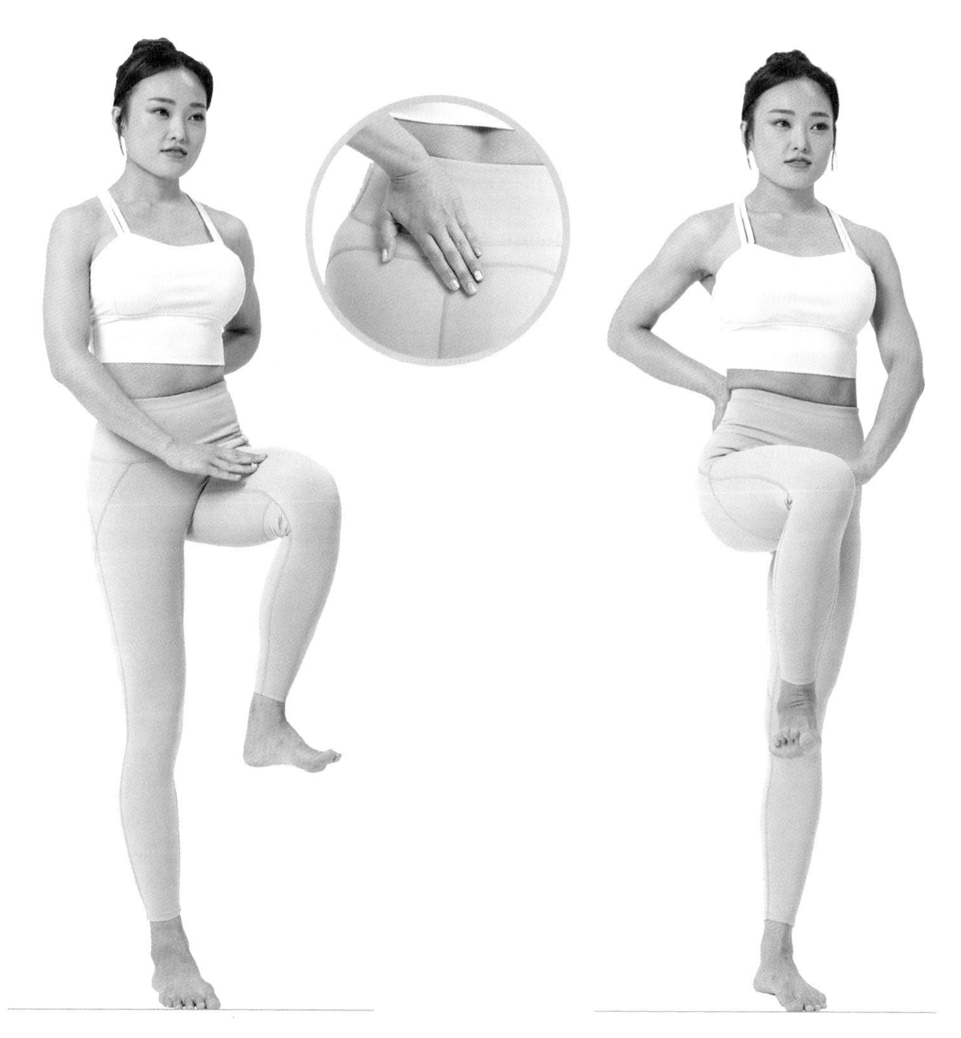

2 左腳抬高至九十度，右手稍微碰到大腿中間，左手稍微碰到薦椎中間。

3 回到預備姿勢後，另一邊也用同樣的方式操作，連續做三十秒之後，再像走路的動作那樣運動。

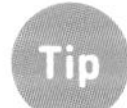

- 輕輕收起下腹，嘗試在抬起大腿時使用腹肌。
- 運動時挺胸，肩膀不要往前縮。

Daily Program
一天十分鐘
伸展腰部

（示範影片）

這裡收集了消除腰痛的重點運動，製作成一個菜單。只要每天持續做十分鐘，就能有效消除疼痛。

按摩臀部肌肉(p.84)
臀部側邊、後側與全部
30秒 × 兩邊1次

START

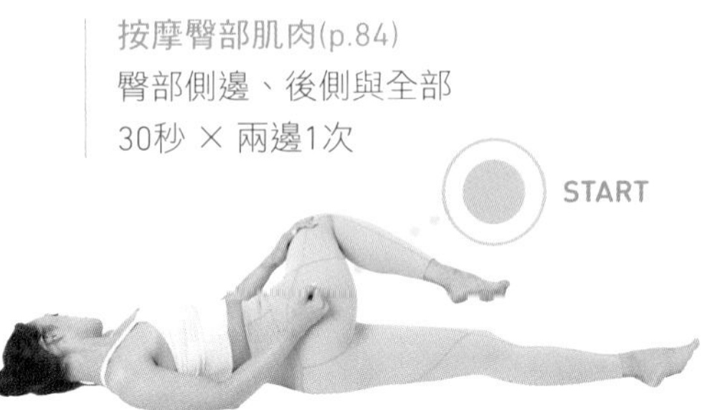

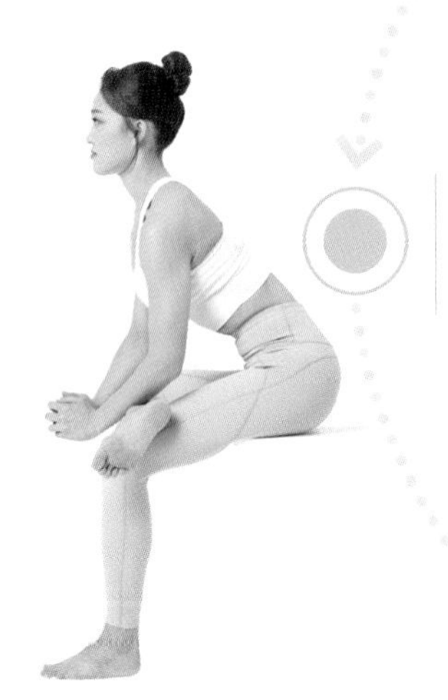

伸展臀部肌肉(p.86)
維持30秒 + 休息10秒 x 2次
兩邊各做一次

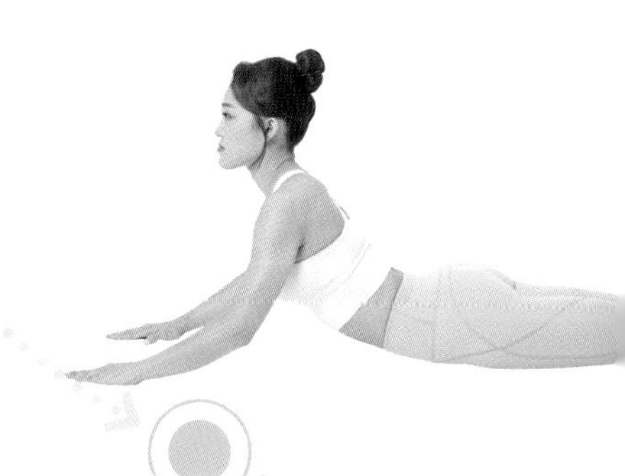

伸展腹部(p.90)
維持20秒 + 休息5秒 x 2次

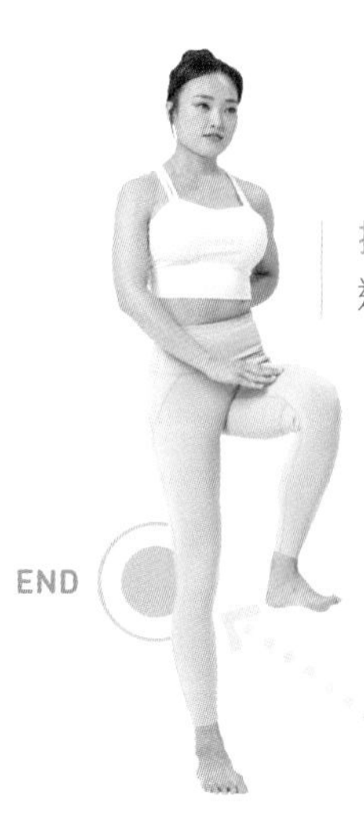

抬腳走路(p.98)
運動30秒 + 休息10秒 x 2次

END

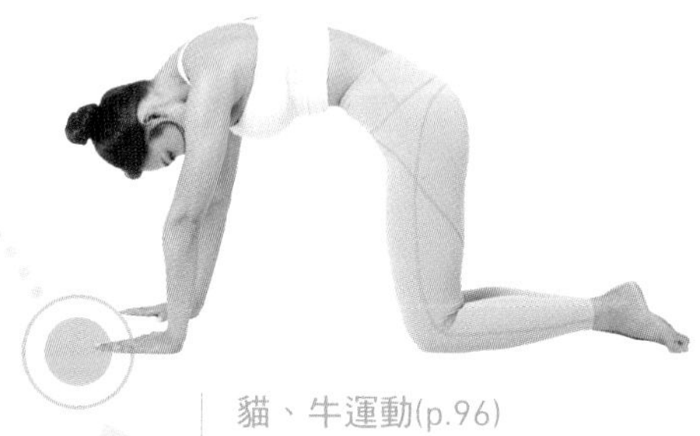

貓、牛運動(p.96)
上下連續運動10秒x 2次

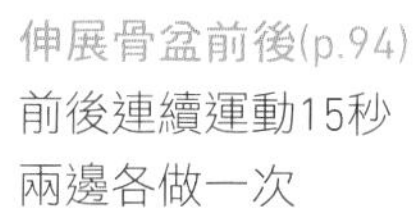

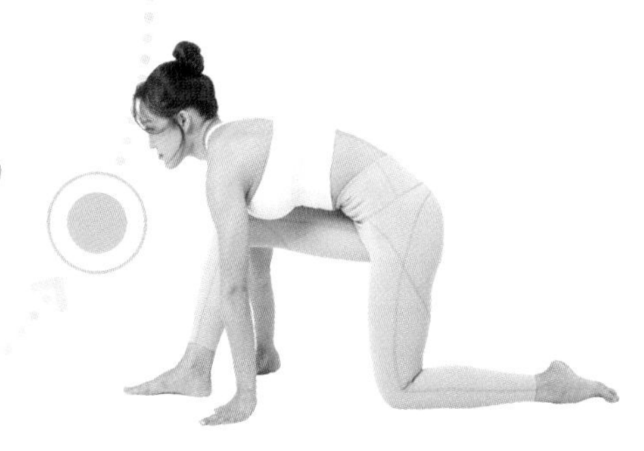

伸展骨盆前後(p.94)
前後連續運動15秒
兩邊各做一次

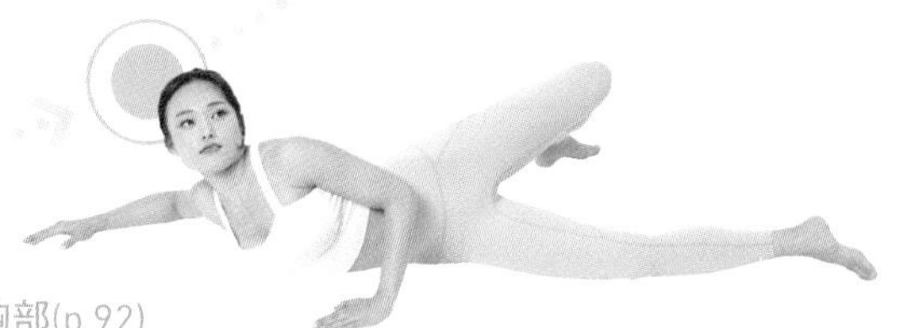

伸展胸部(p.92)
維持15秒 + 休息10秒 x 2次
兩邊各做一次

（示範影片）

Power Program
① 四肢支撐對角線抬起

在地球引力的影響之下，我們必須正確使用身體前側彎曲的肌肉和身體後側延伸的肌肉，才能讓身體挺直。這個運動是複合運動，能伸展骨盆與肩膀前側縮短的肌肉，同時一併使用身體後側延伸的肌肉與腰部深層肌肉。

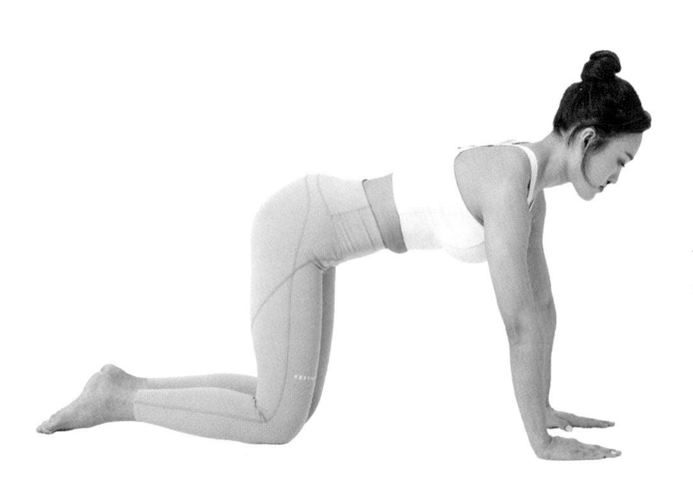

1 膝蓋跪下後，雙手撐地，維持用四肢支撐的姿勢。

注意! 運動時腹部持續用力，以免腰部往後彎。

2 腹部輕輕出力，一隻手臂往前延伸，同時另一側的大腿往上抬。

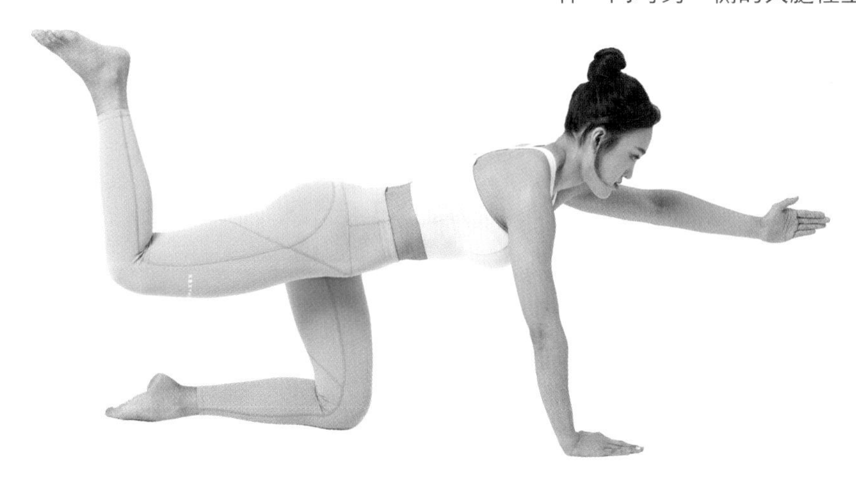

3 回到預備姿勢，另一邊也用同樣的方式操作。左右輪流做這個動作，持續做一分鐘。

膝蓋彎曲九十度往後抬，就能使用更多臀部肌肉，而非大腿後側肌肉，此方式也能主動伸展骨盆前側。

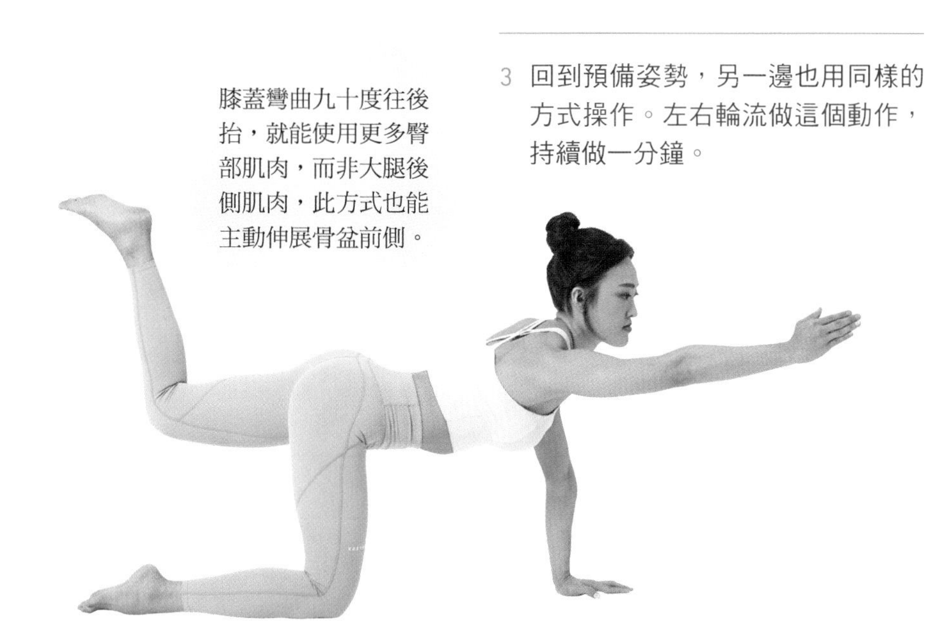

（示範影片）

Power Program
② 扶椅 Good Morning

當大腿往前抬或身體彎曲時，臀部與大腿後側肌肉要使出力量並穩定地延伸，才不會造成腰部負擔。腰部有點不舒服的人只要扶著椅子也能輕鬆跟著做這個運動。

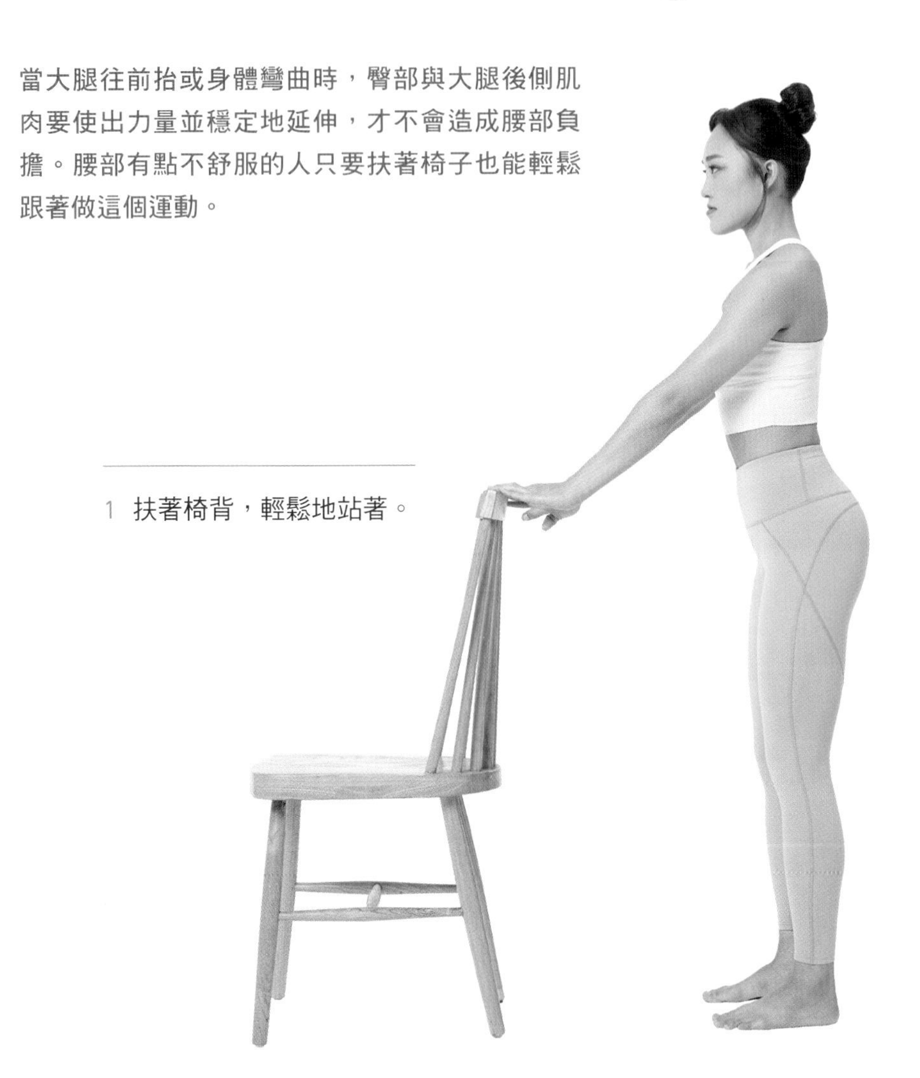

1 扶著椅背，輕鬆地站著。

身體挺直時不要把腰部過度往後彎，同時也要努力讓下腹保持緊繃，維持一直線，臀部要伸展到底。

2 腰部維持一直線後，膝蓋稍微彎曲，把臀部往後推，像是在打招呼一樣彎腰，然後腹部稍微出力並回到預備姿勢。連續做三十秒，留意姿勢不要歪斜。

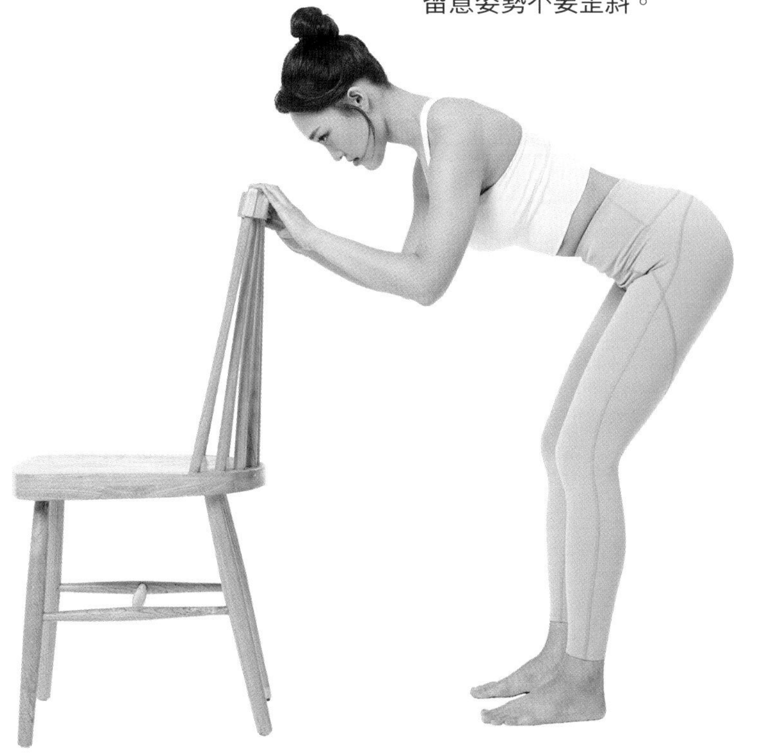

Tip

- 椅背的高度要夠高，彎腰時不能低於腰部。
- 若對動作不熟，可以坐在比膝蓋更高的椅子上輕鬆地運動。
- 手臂放鬆，手肘可配合上半身的活動輕鬆地彎曲或延展。

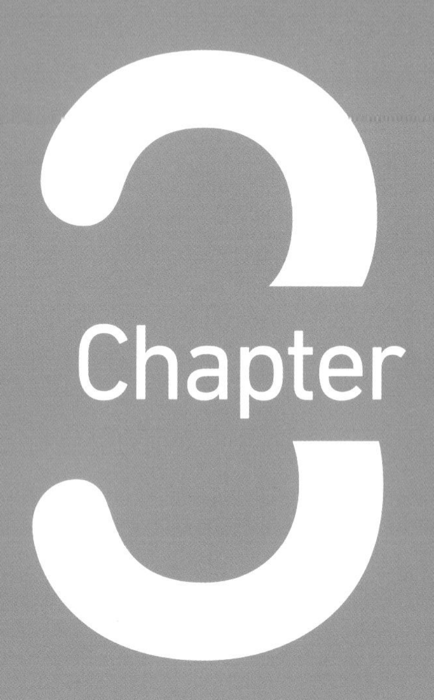
Chapter
3

醫療費用支出第一名
「膝蓋痛」

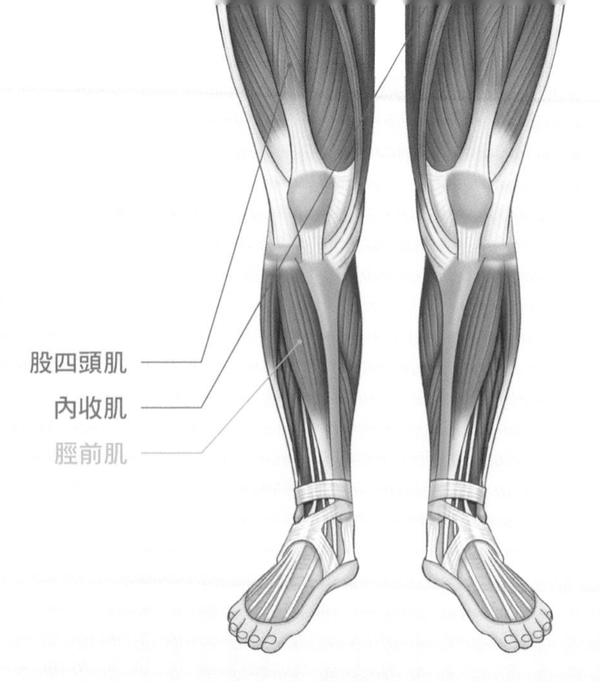

上了年紀後會替換成人工關節的代表就是膝蓋。過去都是年紀較大的女性使用人工關節或進行膝蓋手術，因為她們一輩子都過度勞動，但最近連年輕男性也都會因為過度運動等原因頻繁接受膝蓋手術。因此，不分年齡和性別，現在所有人都該更注意的關節就是膝蓋。

膝蓋並不會自己出力或忍耐，而是會傳遞體重和力量。在更深入討論膝蓋之前，我們先來思考下半身扮演的角色。下半身要支撐上半身的重量，同時也要能隨心所欲調整腳步方向。這時臀部的肌肉會支撐上半身的重量，將力量分散至下半身各處，再以爆發性的力量帶起身體活動。此外，腳踝則是搭配身體想要移動的方向移動，同時維持身體的平衡。

在兩個關節中間上下傳遞力量和方向的就是膝蓋。膝蓋往上是連結到骨盆，往下則是連結到腳踝，若跟這兩部分連結的肌肉出現問題，就一定會疼痛。

現代人大部分都只在狹小的空間內重覆做小範圍的活動。例如，在辦公室工作、念書或做家事，這些都會讓肌肉變短、肌力變弱。這時若支撐上半身的「臀部肌肉」或是跟控制方向的腳踝相連的「小腿肌肉」變短、肌力變弱，勢必會造成膝蓋的負擔。膝蓋痛的原因大致上有四個。

第一，膝蓋本身的問題。膝蓋痛最常見的原因就是髕骨下方的髕腱（膝蓋下方的肌腱）附近疼痛。彎曲膝蓋或伸直膝蓋時，髕骨應該要能流暢地活動，但活動髕骨的大

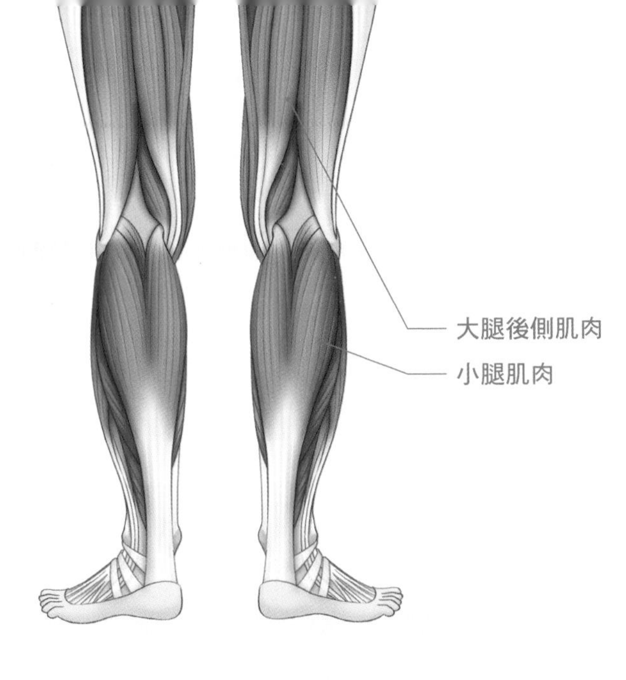

會縮短而變得僵硬的肌肉

- 股四頭肌
- 內收肌
- 大腿後側的肌肉
- 小腿肌肉

會延伸而變得僵直的肌肉

- 脛前肌

腿前側肌肉卻變短，妨礙髕骨流暢地活動，讓髕腱與附近持續累積壓力，引發疼痛。

第二，臀部肌肉的問題。若臀部肌肉縮短，無法正常使用，就要由膝蓋，特別是膝蓋外側代替臀部出力。這麼一來，為了承受那股力量，臀部內側肌肉，也就是內收肌都會一起承受壓力。如果膝蓋內側和外側一直這樣互相刺激，原本肌肉的正常使用順序就會完全顛倒，也會限制其他穩定身體肌肉的使用。

第三，也可能是因為小腿肌肉縮短而造成膝蓋痛。小腿肌肉一旦縮短，站著的時候或走路的時候，腳踝活動的角度會變窄，縮短的肌肉每次要拉開膝窩、讓膝蓋完全伸直時，就會累積壓力。不僅如此，還會讓腳踝前側的肌肉變得緊繃，這肌肉是透過筋膜連接到膝蓋下方，所以也會試圖把膝蓋往下拉。這股壓力持續累積到後來就會引發疼痛。

最後還有一個出乎意料的問題點造成膝蓋疼痛，那就是肩膀。若肩膀往前縮，上半身的重量就會往前傾，這麼一來，膝蓋會承受更多的重量。相較於正確的姿勢，膝蓋需要花費更多力氣，理所當然會受到壓力。

膝蓋疼痛不僅是膝蓋的問題，有可能是因為上述各個地方的肌肉縮短而造成疼痛，因此必須配合不同的原因，充分延展該部位的肌肉並正確使用，以此降低膝蓋的負擔、阻止疼痛。

（示範影片）

3 膝蓋附近疼痛檢查

膝蓋下方與內側疼痛

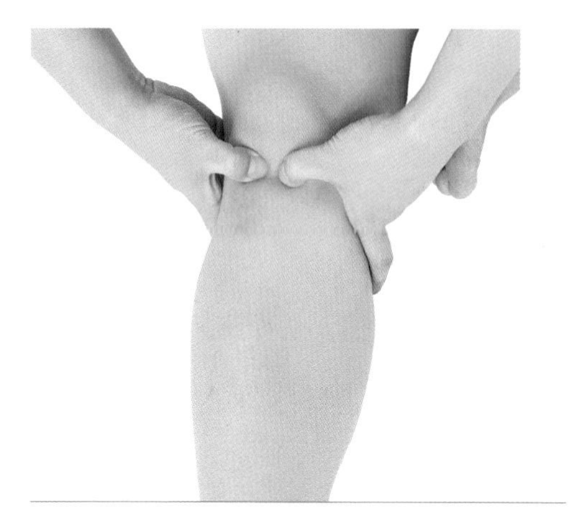

1 坐下後，一邊膝蓋彎曲，大腿放鬆。用大拇指將伸直的膝蓋往下壓，左右活動看看。

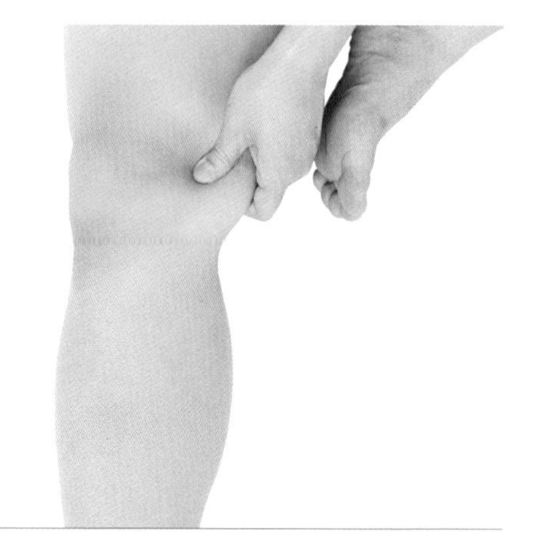

2 輕輕捏起膝蓋內側肌肉搖晃看看，另一邊也用同樣的方式操作。

CHECK!

□ 膝蓋下方會痛。

□ 膝蓋內側會痛。

► 必須在受到強烈刺激時，也完全不會痛。只要符合任何一項，就代表膝蓋已經在痛。

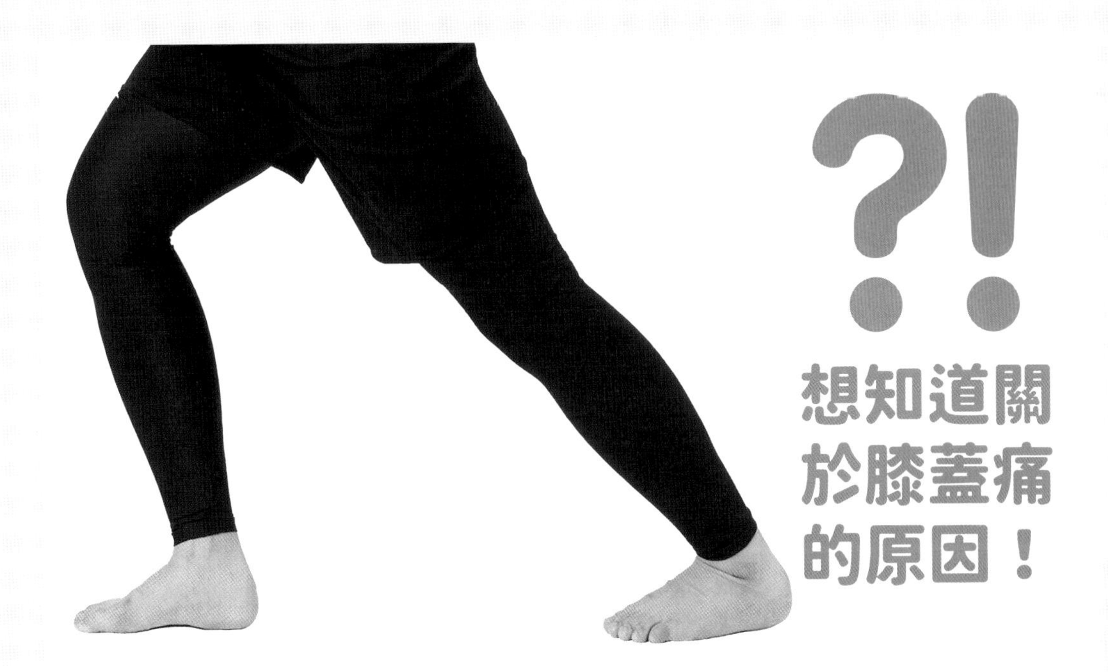

想知道關於膝蓋痛的原因！

膝蓋水腫，壓下去的時候，旁邊就會突起。

如果問題在膝蓋關節裡，就可能是裡面充滿了水。包覆軟骨與骨頭的膜等部位一旦受傷而發炎，膝蓋就會發熱並水腫。嚴重一點的，壓膝蓋附近時會感覺到裡面有水在流動，其他部位可能會突出來。這種時候的安全措施是先看醫生、接受治療，再搭配情況運動。

膝蓋軟骨好痛喔！因爲這是骨頭在痛，所以應該不能運動吧？

有可能是因為膝蓋軟骨受傷，包覆骨頭的膜發炎才會疼痛。不過，這種狀況比我們想得更罕見。大部分因膝蓋痛而看醫生的人都不是膝蓋軟骨的問題，而是肌腱或是軟組織的問題才會疼痛。這種疼痛透過肌肉舒緩或伸展就可以緩解。

軟骨就像頭髮或指甲一樣，沒有感覺細胞，所以感覺不到痛。如果軟骨受傷，要等到骨膜等上皮細胞也受傷，才會感覺到痛。所以膝蓋痛的時候，不要馬上就認為是軟骨的問題而害怕，建議同時搭配正確的檢查、伸展和運動治療。

Ready 1 按摩舒緩肌肉

（示範影片）

1 按摩膝蓋下方

膝蓋最常疼痛的代表性部位就是膝蓋下方的肌腱「髕腱」與附近組織。透過簡單的按摩解除這部位的壓力，讓運動時不會感到不適。

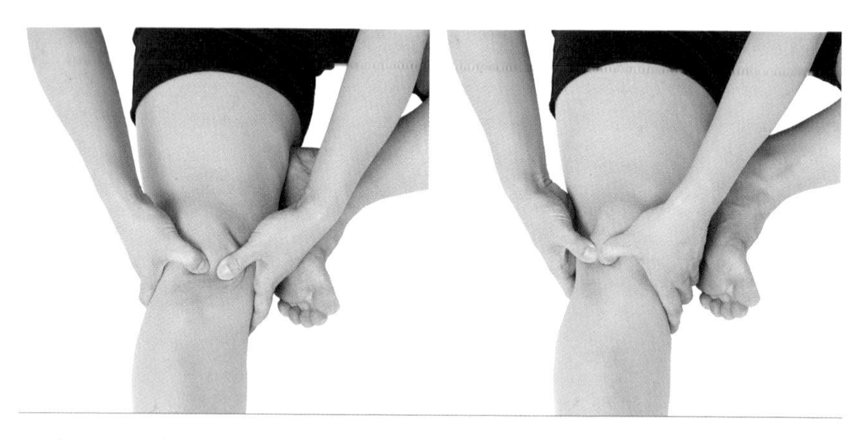

1 坐下後，左膝彎曲，右膝伸直，讓大腿放鬆。用大拇指輕輕按壓右腿膝蓋下方的左右兩側，按摩三十秒。另一邊也用同樣的方式按摩三十秒。

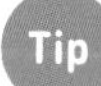
Tip 先活動髕骨，確認大腿已經完全放鬆再按摩。

注意! 太強的刺激反而會引起發炎，所以按摩時不要太勉強。

（示範影片）

2 按摩大腿外側

肌肉使用順序一旦出錯，就會先使用大腿外側肌肉，而非臀部和股內側肌。如果先使用已經變得僵硬的肌肉，就會限制髖骨的活動，所以平常要透過按摩來舒緩。

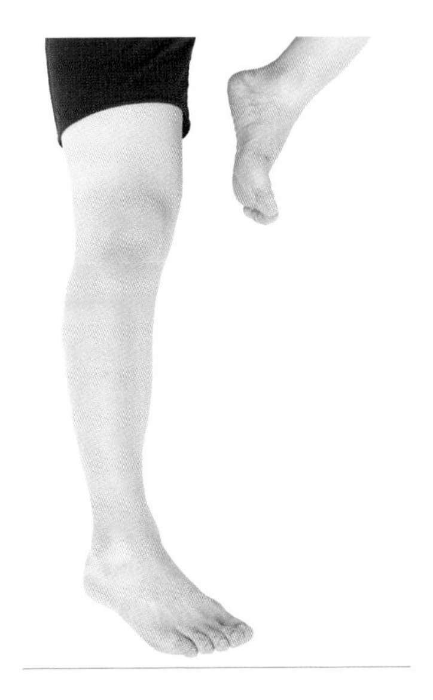

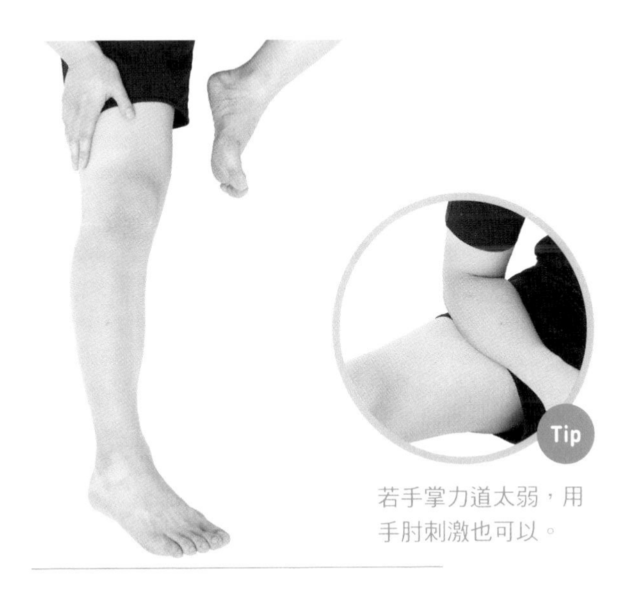

若手掌力道太弱，用手肘刺激也可以。

1 坐下後左膝彎曲，將右腳外側轉向朝上，右腳完全放鬆。

2 用整個手掌輕輕按壓大腿外側肌肉三十秒，另一邊也用同樣的方式操作。兩邊輪流，各做兩次。

若彎腰按摩時感覺腰部疼痛，就要先伸展大腿後側肌肉（參考p.88）、伸展臀部肌肉（參考p.86）。

（示範影片）

STEP 1 ▶ ① 伸展內收肌

內收肌是連結骨盆與股骨的肌肉，位置在大腿內側。如果內收肌縮短，髖關節就很難大範圍地活動，而且縮短的內收肌會拉動膝蓋內側，引發疼痛。為了避免在活動下半身時造成妨礙，要先伸展內收肌。

運動部位 骨盆內收肌

效能與效果 增加已經縮短的內收肌長度並舒緩，減輕膝蓋內側的疼痛，舒緩髖關節附近的緊繃，增加活動度

時間與次數 做三十秒至一分鐘，兩個方向各做兩次，兩次為一組

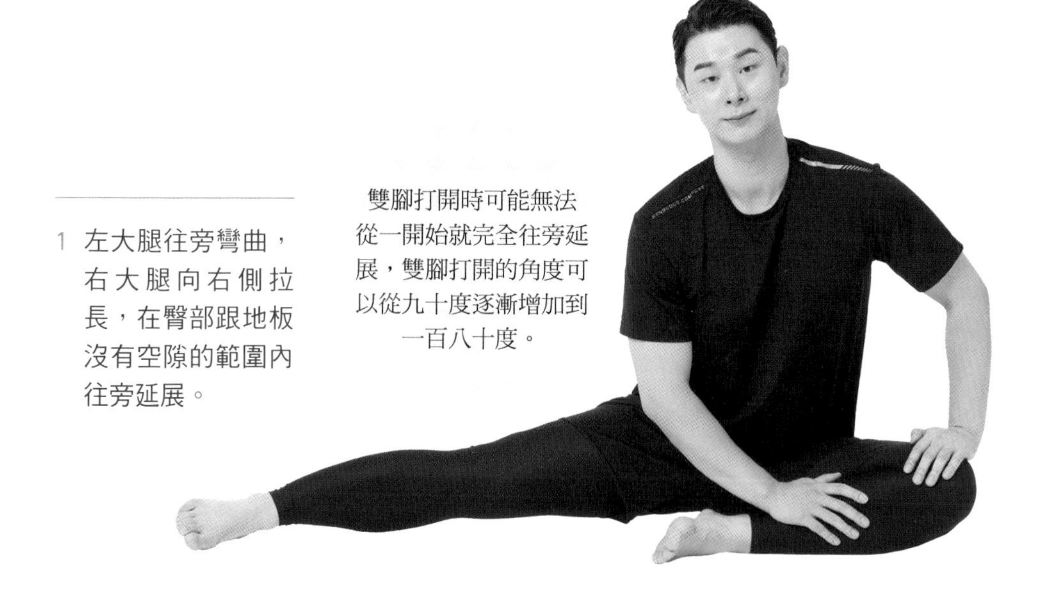

1 左大腿往旁彎曲，右大腿向右側拉長，在臀部跟地板沒有空隙的範圍內往旁延展。

雙腳打開時可能無法從一開始就完全往旁延展，雙腳打開的角度可以從九十度逐漸增加到一百八十度。

運動時如果內收肌沒有全都延展，膝蓋內側還會痛，就要稍微縮小雙腳打開的角度。從內收肌內側開始按摩到外側，延伸整個內收肌，逐漸增加角度。

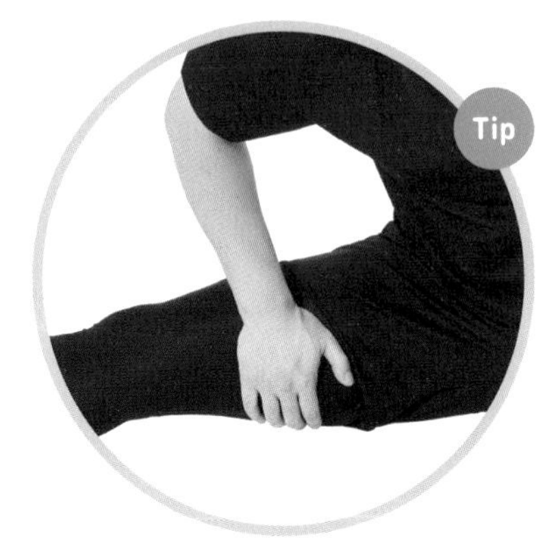

Tip 雙腳打開後，若用手按摩延伸的內收肌和內側肌肉，就能更快速舒緩，也容易延展。

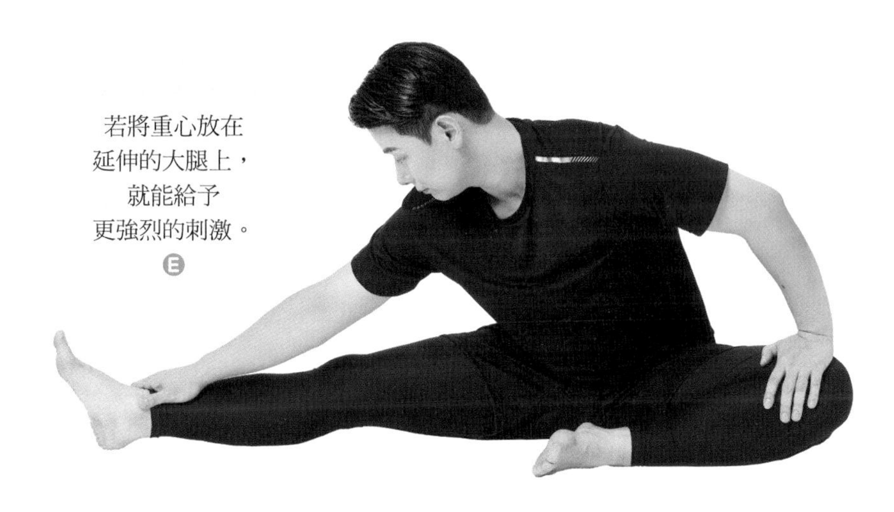

若將重心放在延伸的大腿上，就能給予更強烈的刺激。
E

2 左手固定左腿膝蓋，身體往旁彎曲，讓右手抓到右腳腳踝。在肌肉不會太痛的範圍內，伸展三十秒到一分鐘，另一邊也用同樣的方式操作。

STEP 1 ▶ ② 伸展骨盆前側與大腿前側

（示範影片）

大腿前側肌肉是直接連接著髕骨的肌肉。如果這裡縮短，就會妨礙膝蓋骨順利活動，勢必會引發膝蓋附近疼痛。這個動作要跟下一個說明的伸展骨盆前側一起做，效果才會好，所以兩種運動都要做。

運動部位 骨盆前側、大腿前側肌肉

效能與效果 增加已經縮短的骨盆前側與大腿前側肌肉長度並舒緩，緩解膝蓋附近的緊繃，增加髕骨活動度

時間與次數 骨盆前側做三十秒，大腿前側做三十秒，兩個方向各做兩次，兩次為一組

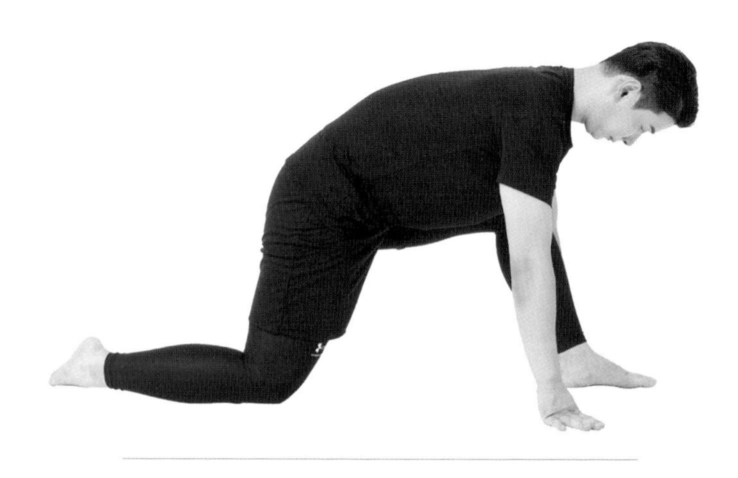

1 右腿往後延伸，左腿彎曲九十度，上半身放鬆，往前靠，雙手撐地。

身體挺直時，留意腰部不要太用力。

2 骨盆前側往斜下方推出去並放鬆，伸展右邊骨盆前側三十秒。

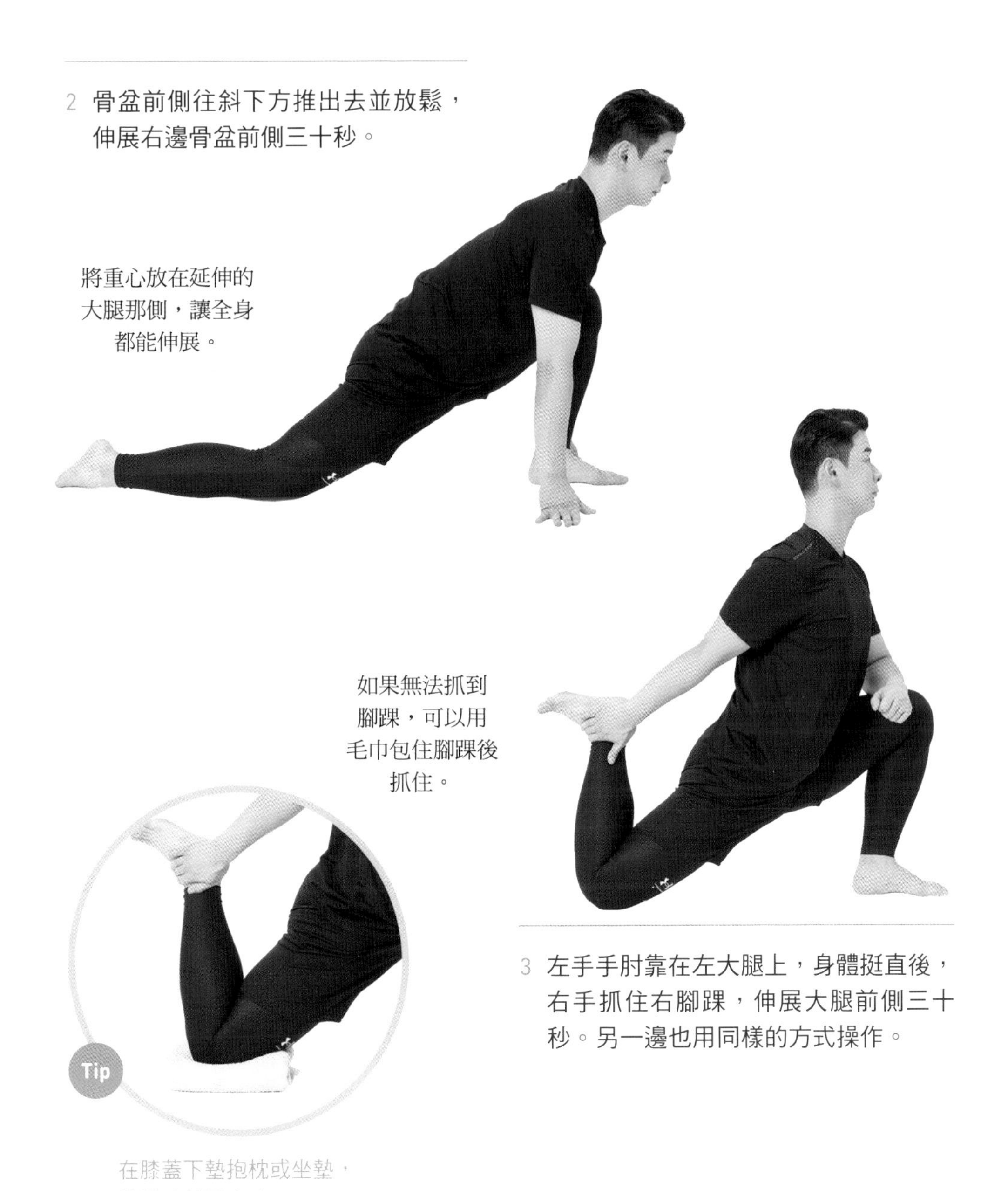

3 左手手肘靠在左大腿上，身體挺直後，右手抓住右腳踝，伸展大腿前側三十秒。另一邊也用同樣的方式操作。

在膝蓋下墊抱枕或坐墊，伸展時就不會痛。

STEP 1 ▶ ③伸展臀部與骨盆前側

（示範影片）

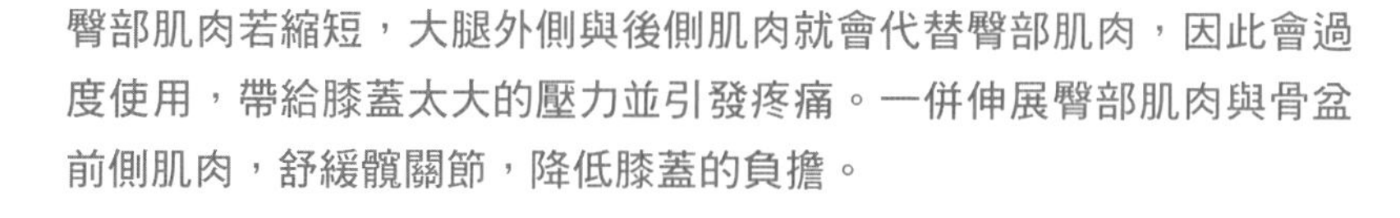

臀部肌肉若縮短，大腿外側與後側肌肉就會代替臀部肌肉，因此會過度使用，帶給膝蓋太大的壓力並引發疼痛。一併伸展臀部肌肉與骨盆前側肌肉，舒緩髖關節，降低膝蓋的負擔。

運動部位 臀部與骨盆前側肌肉

效能與效果 增加已經縮短的臀部與骨盆前側肌肉長度並舒緩，緩解髖關節附近的緊繃，增加活動度

時間與次數 做三十秒至一分鐘，兩個方向各做兩次，兩次為一組

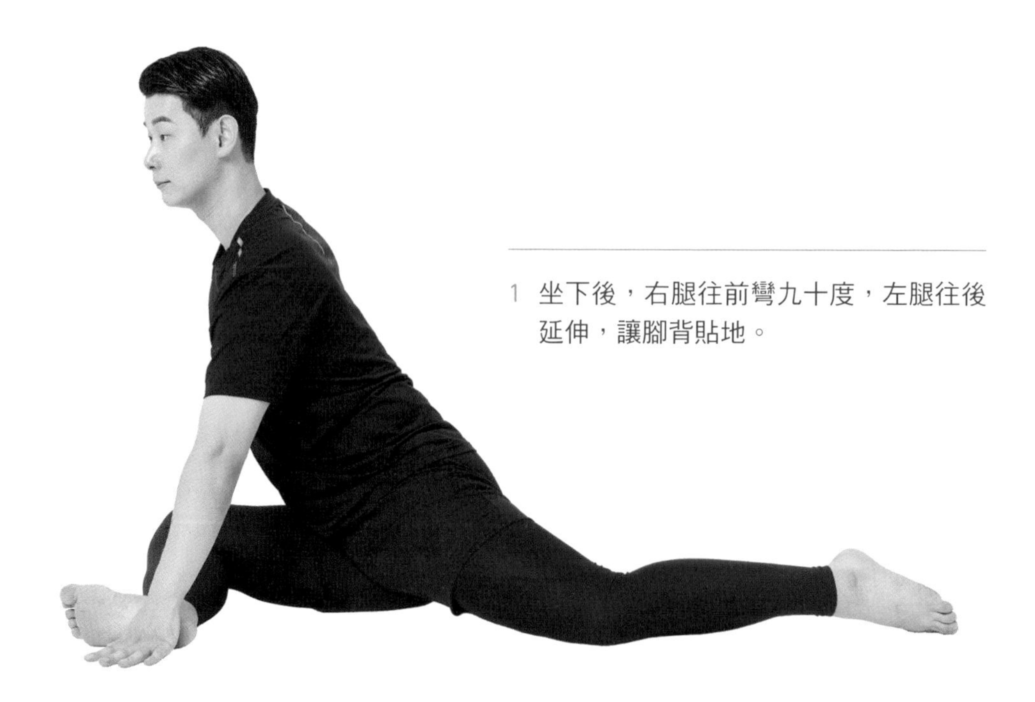

1 坐下後，右腿往前彎九十度，左腿往後延伸，讓腳背貼地。

請在不會太勉強的範圍內，將膝蓋往前彎九十度。如果膝蓋太不舒服，一開始不用硬要維持九十度，只要輕鬆地彎曲膝蓋即可。

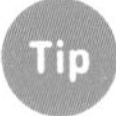

- 一開始姿勢可能不完美，不需要勉強做到步驟二的姿勢。步驟一和步驟二的姿勢可以交替著做，慢慢努力做到步驟二的姿勢。
- 一開始做動作時，會覺得只有臀部或骨盆前側其中一個地方拉到，但之後兩個地方都會伸展到。
- 如果先按摩臀部肌肉（參考p.84）並伸展骨盆前後肌肉（參考p.94），就能更輕鬆地做到。

2 雙手撐地，讓上半身轉向正面，感覺右腿的臀部肌肉與左腿骨盆前側被拉開。維持三十秒到一分鐘後，另一邊也用同樣的方式操作。

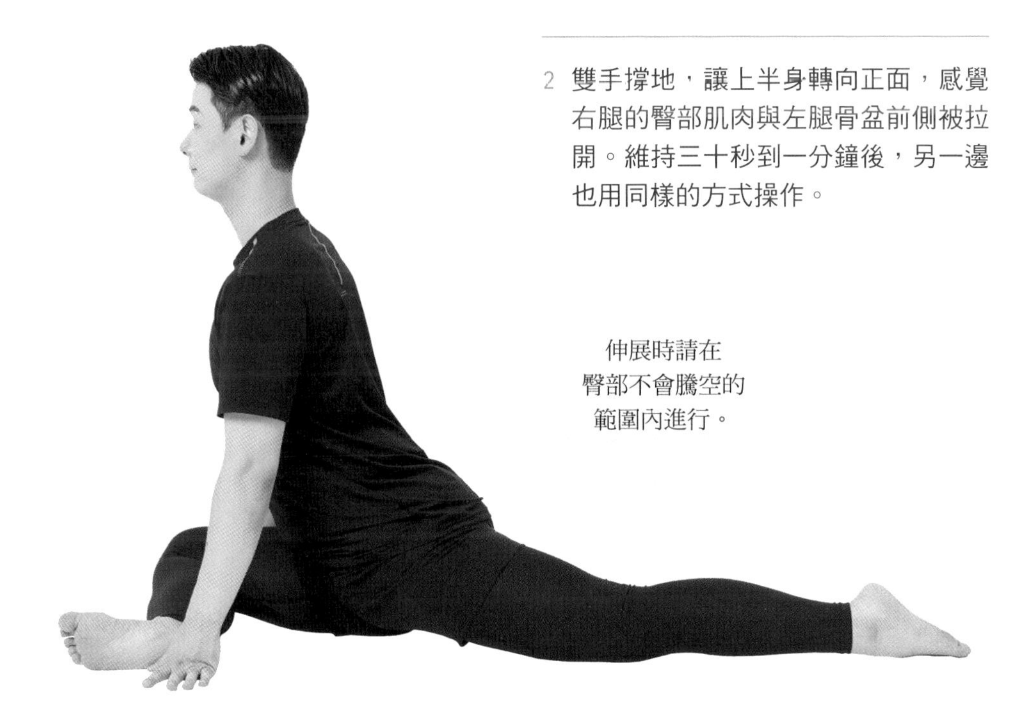

（示範影片）

STEP 1 ▶ ④ 伸展小腿

小腿肌肉縮短會對膝蓋造成很多負面影響。首先，走路時或站立時，會因為踝關節無法順利活動而帶給膝蓋壓力，再加上緊繃的膝窩妨礙膝蓋後側血液循環，連腳踝前側肌肉都會變得緊繃，引發膝蓋下方疼痛。以血液循環來說，小腿也是非常重要的肌肉，所以為了全身健康著想，多多費心運動吧！

運動部位 小腿肌肉

效能與效果 舒緩已經縮短的小腿肌肉，確保肌肉長度，
舒緩膝窩與膝蓋附近的緊繃，
增加腳踝活動度，
降低膝蓋衝擊，
減輕疼痛

時間與次數 做二十秒至四十秒，
兩個方向各做三次，三次為一組

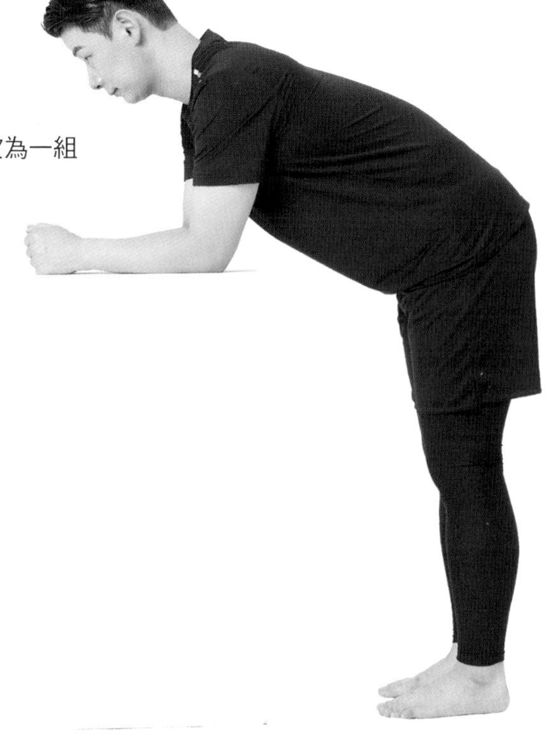

1 彎曲上半身，將雙臂輕鬆地靠在書桌上，站著預備。

天冷或身體僵硬時，如果突然伸展小腿，阿基里斯腱可能會受傷。請在身體溫暖、小腿舒緩的情況下伸展。

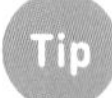

- 一開始伸展時，小腿可能無法順利延伸，這種時候可以重複做幾次將腳後跟貼在地板上再放鬆的動作，可以有效刺激。
- 伸展時要讓上半身放鬆，這樣小腿也才容易舒緩。

2 稍微彎曲一側的膝蓋，另一側的腳往後延伸，讓腳跟碰到地板。接著，彎曲腳踝，感覺小腿被拉開。伸展二十至四十秒後，另一邊也用同樣的方法操作。

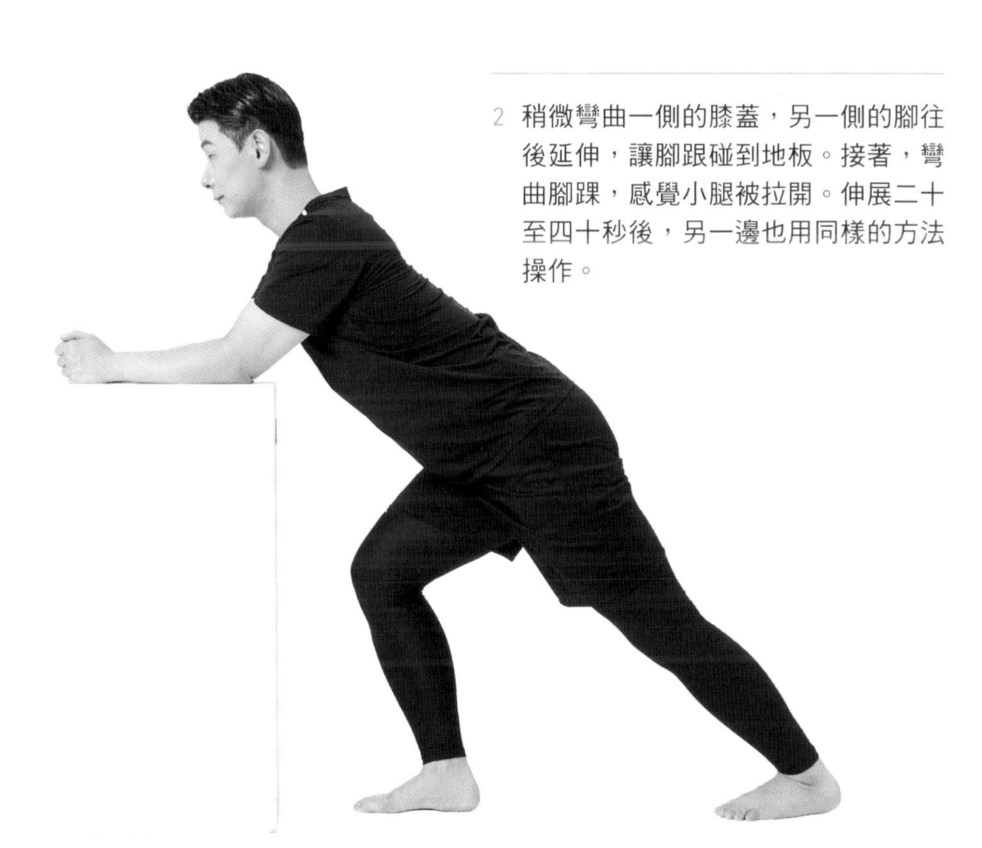

（示範影片）

STEP 2 ▶ ① 髖關節外旋

髖關節不僅能前後左右活動，還能旋轉。髖關節要自然地旋轉，才能防止膝蓋往內轉而引發疼痛。這個運動利用臀部肌肉，舒緩已經縮短的骨盆內側肌肉，緩減膝蓋壓力。

運動部位 臀部肌肉與骨盆內側肌肉

效能與效果 舒緩已經縮短的骨盆內側肌肉，增加臀部肌肉協調性，舒緩髖關節與膝蓋附近的緊繃，減輕疼痛，矯正X型腿與O型腿

時間與次數 做三十秒之後休息十秒，兩個方向各做兩次，共做兩組

1 往左躺下後，伸直左腳，抬起右腳，讓右腳腳跟碰到左膝蓋。

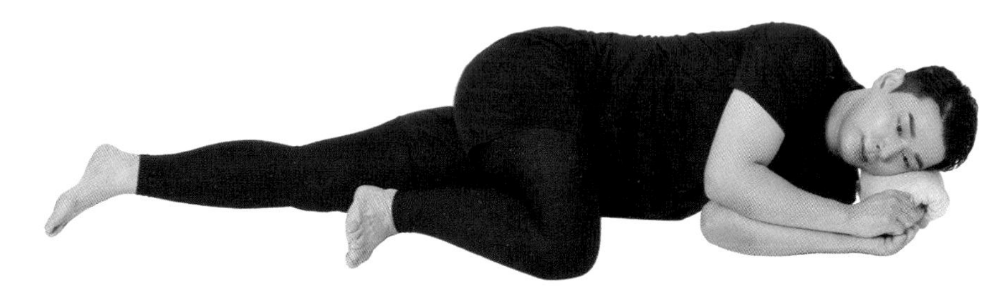

請在髖關節或膝蓋不會發出聲音或疼痛的範圍內運動。

2 右腳往外轉讓右膝朝向天花板，注意不要讓腳跟離開地板，然後立刻放下來。連續做三十秒再休息十秒，另一邊也用同樣的方式操作。

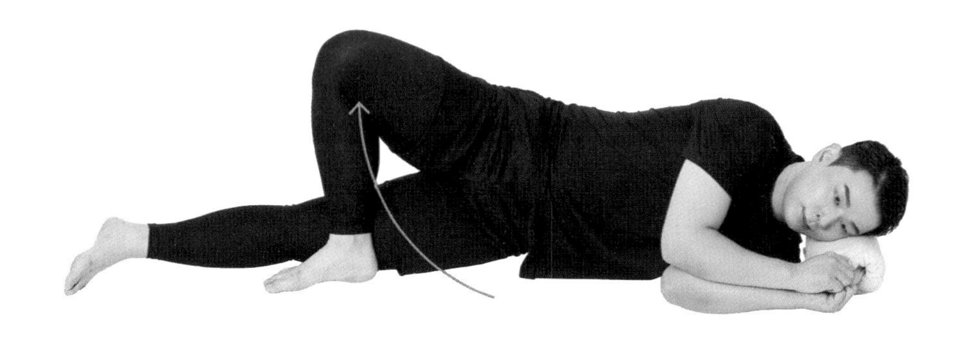

Tip 如果膝蓋不容易朝向天花板，可以先試著伸展內收肌、臀部肌肉、大腿前側肌肉等部位再嘗試。

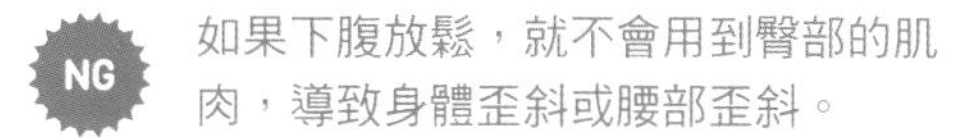

NG 如果下腹放鬆，就不會用到臀部的肌肉，導致身體歪斜或腰部歪斜。

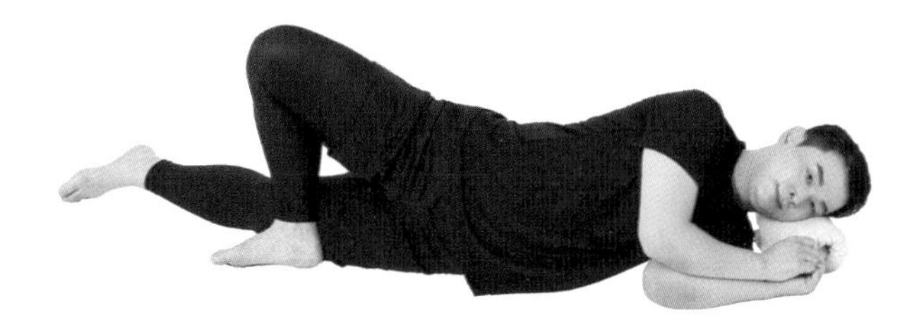

（示範影片）

STEP 2 ▶ ② 伸直膝蓋

膝蓋主要的動作是彎曲和伸直關節。膝蓋彎曲時，伸直的肌肉要正常地舒緩；膝蓋伸直時，彎曲的肌肉要正常地延展。這個運動會同時使用腳踝關節、膝蓋肌肉和骨盆，能正確使用包含膝蓋在內的多關節肌肉。

運動部位 連結腳踝、膝蓋和骨盆的肌肉

效能與效果 舒緩連結腳踝、膝蓋和骨盆的肌肉，增加肌肉協調性，增加膝蓋穩定度，減輕疼痛

時間與次數 輪流做三十秒之後休息十秒，兩次為一組

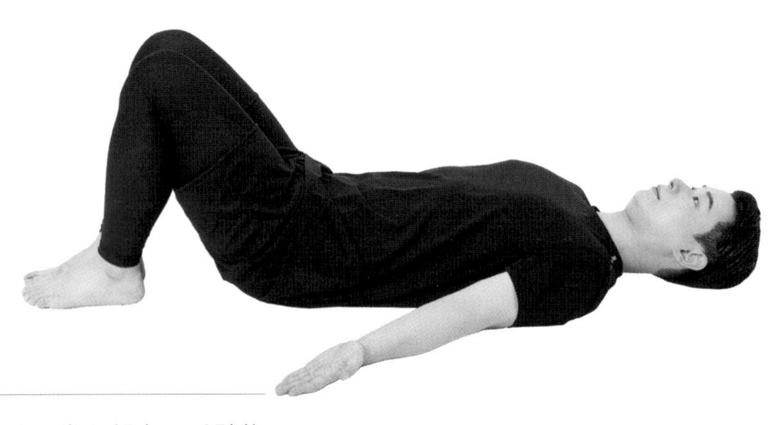

1 正面躺下後，掌心朝上，手臂往兩側延伸，雙膝彎曲九十度。

下腹稍微出力，以免腰部騰空或腰部疼痛。
要注意別讓膝蓋太勉強，如果會疼痛就按摩膝蓋。

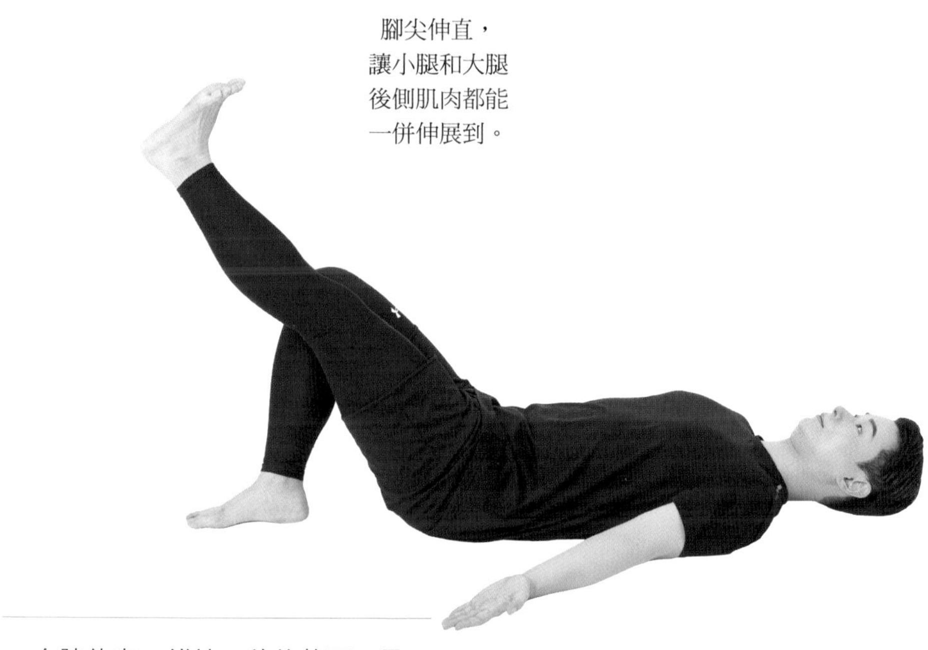

2 右膝伸直，維持一秒後放下。另一邊也用同樣的方式操作，兩邊輪流進行三十秒。

Tip 大腿肌力太弱就容易縮短，建議搭配伸展骨盆前側與大腿前側（參考p.120）一起做。

Chapter
4

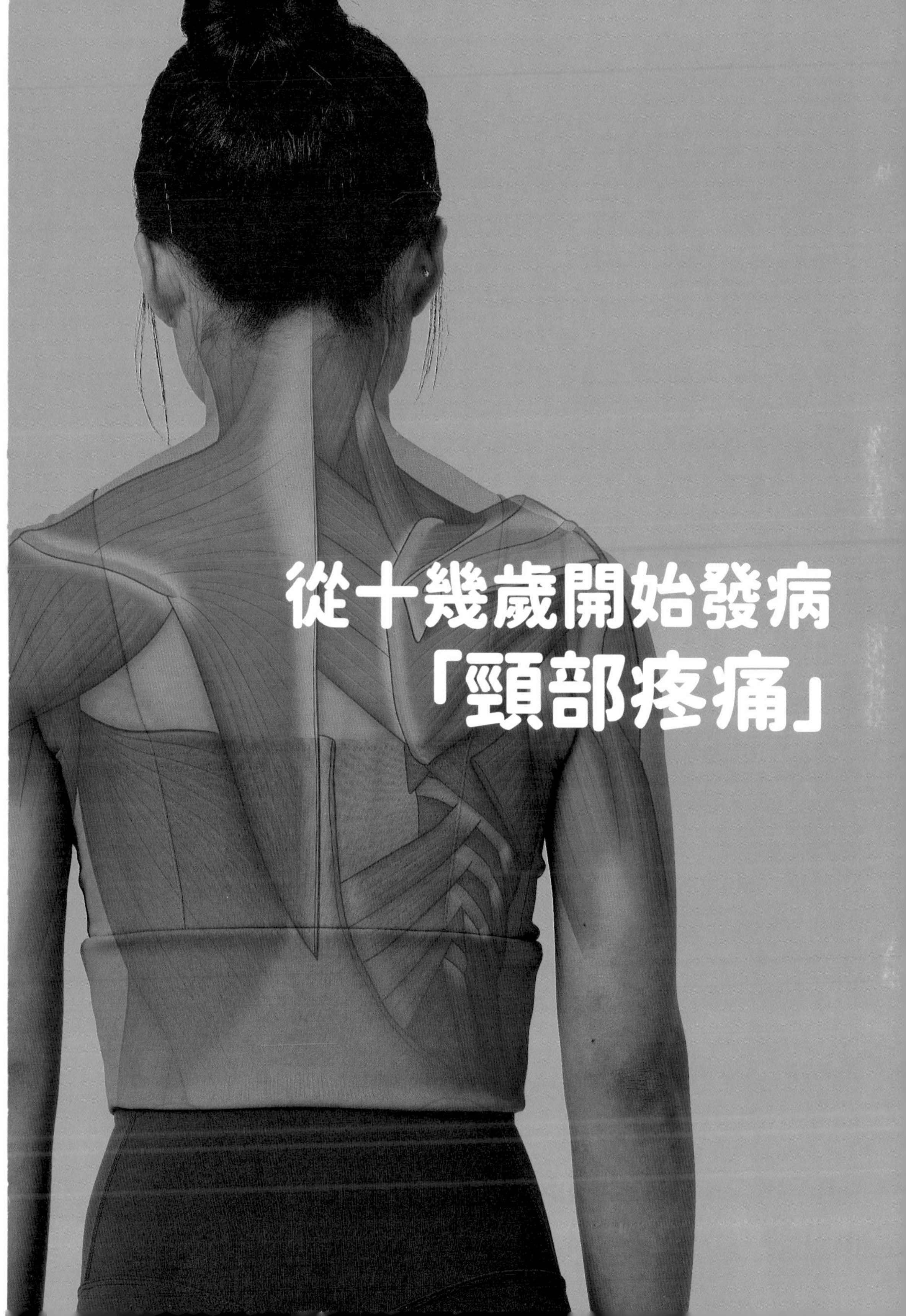

從十幾歲開始發病「頸部疼痛」

Ready 按摩舒緩肌肉

（示範影片）

1 按摩前頸與側邊

伸展或活動頸部時，已經變得非常僵硬的前頸肌肉，可能會壓迫到頸動脈和呼吸道。因此，運動前要先按摩舒緩前頸與側邊肌肉。

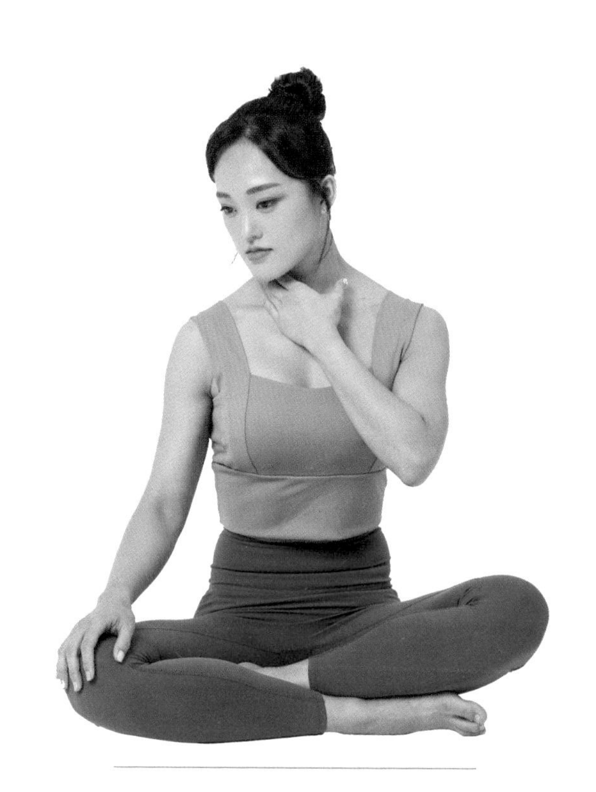

1 頸部放鬆，低頭轉向右下方，左手放在右頸附近。

鎖骨上方有往手臂延伸的神經，按摩時請注意，不要讓手太麻。

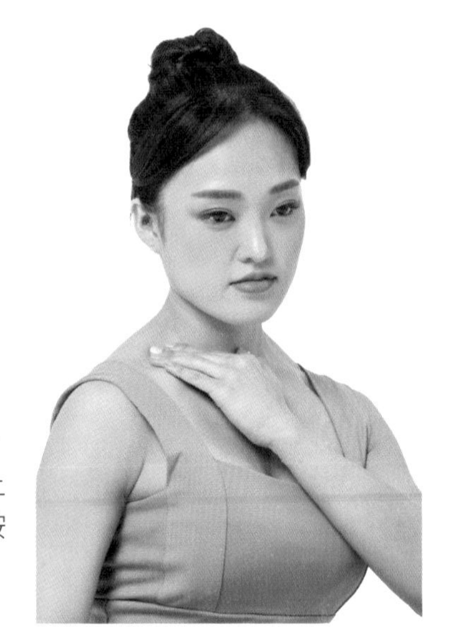

2 左手捏住右頸胸鎖乳突肌附近的肌肉、鎖骨上方的肌肉再放掉，或是輕輕地施壓來按摩。按摩三十秒至一分鐘，兩邊輪流操作。

Tip 如果平常就有頭痛，按摩可以消除許多頭痛。

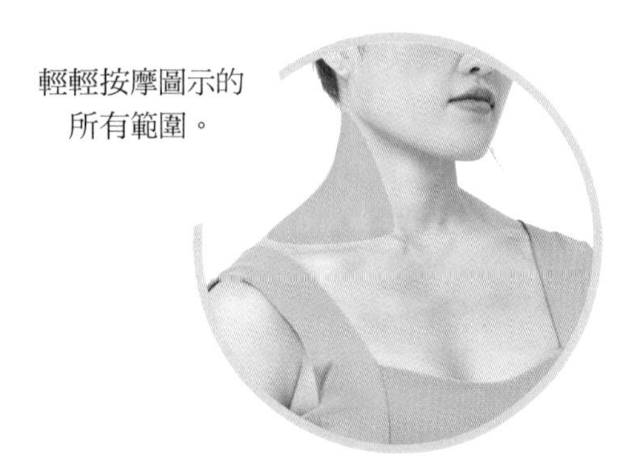

（示範影片）

STEP 2 ▶ ③ 四肢支撐抬頭

頸椎的特色是呈現一個朝前的C字型。如果要維持這個曲線，前頸的肌肉就要順暢地延展，後方肌肉則要充分收縮。這個運動使用後頸的肌肉，自然地舒緩前頸肌肉。當我們還是嬰兒時，非常熟悉這個動作，是第一個維持頸部弧度的動作。

運動部位 頸部前後肌肉與肩膀肌肉

效能與效果 舒緩肩頸肌肉，提升協調性，增加頸部弧度，減輕疼痛，增加肩膀穩定度，舒緩頸部緊繃

時間與次數 做三十秒後休息十秒，兩次為一組

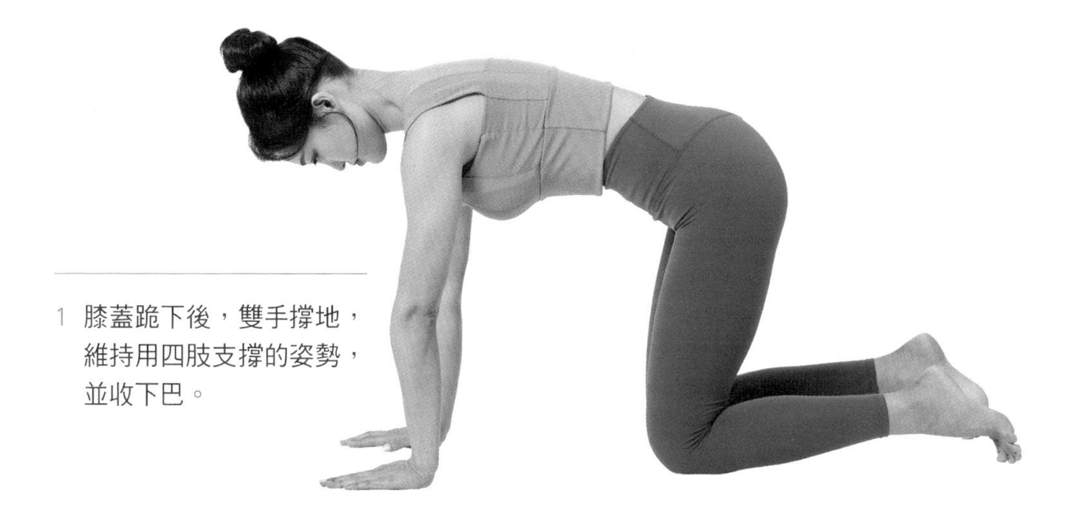

1 膝蓋跪下後，雙手撐地，維持用四肢支撐的姿勢，並收下巴。

Tip 一開始收下巴是用到頸部下面的肌肉，頸部往後彎到底就會用到頸部上面的肌肉。重點是頸部下面和上面的肌肉都要平均地使用。

注意! 一開始運動時，後頸可能會肌肉疼痛，請不要太勉強，可以邊按摩後頸（參考p.148）邊操作。

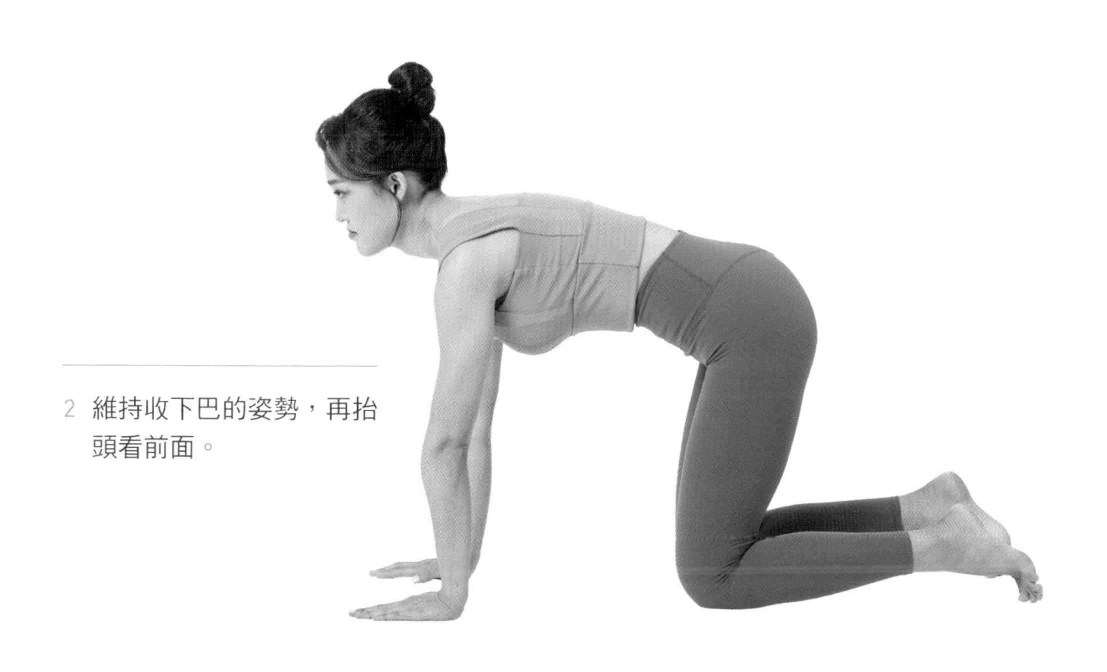

2 維持收下巴的姿勢，再抬頭看前面。

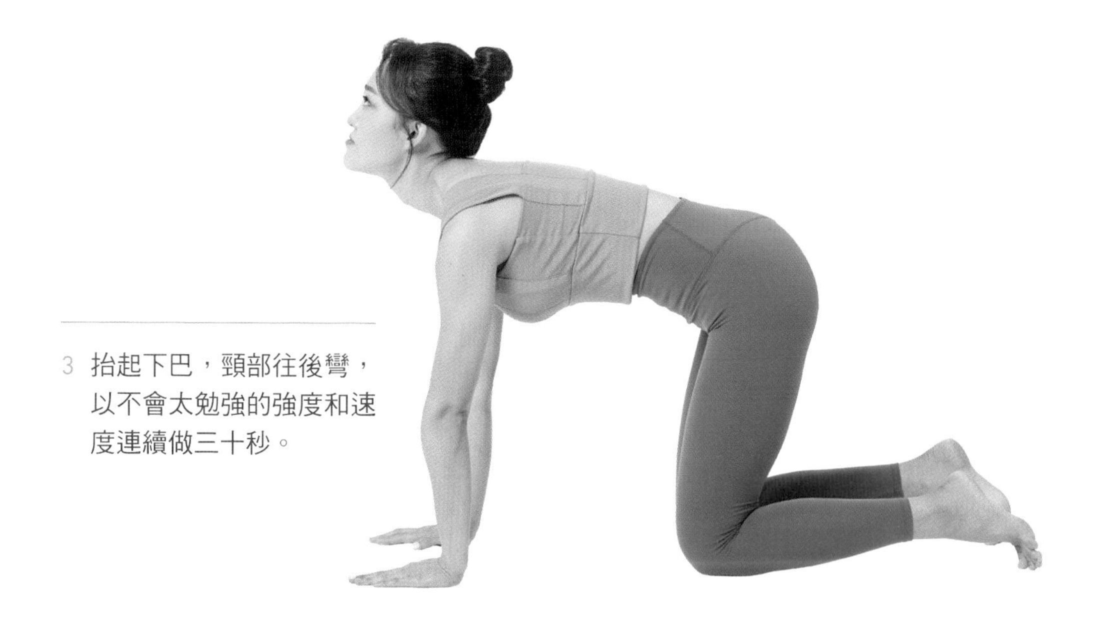

3 抬起下巴，頸部往後彎，以不會太勉強的強度和速度連續做三十秒。

Daily Program
一天十分鐘 伸展頸部

（示範影片）

這裡收集了消除頸部疼痛的重點運動，製作成一個菜單。只要每天持續做十分鐘，就能有效消除疼痛。

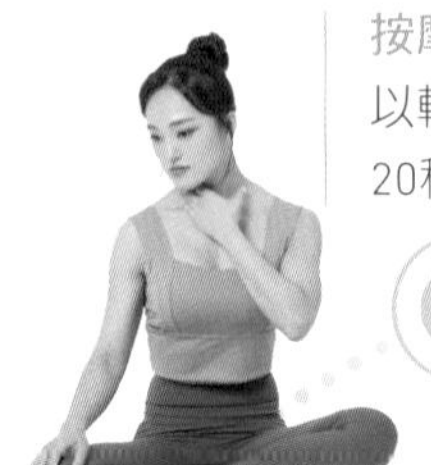

按摩前頸與側邊(p.146)
以輕微的強度
20秒 × 兩邊各做2次

START

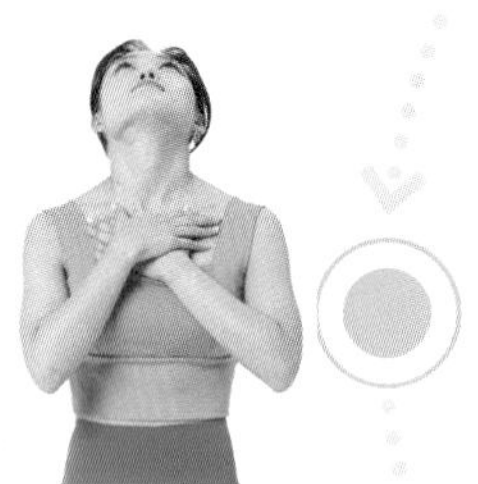

伸展前頸 (p.152)
維持15秒 + 休息5秒 x 3次

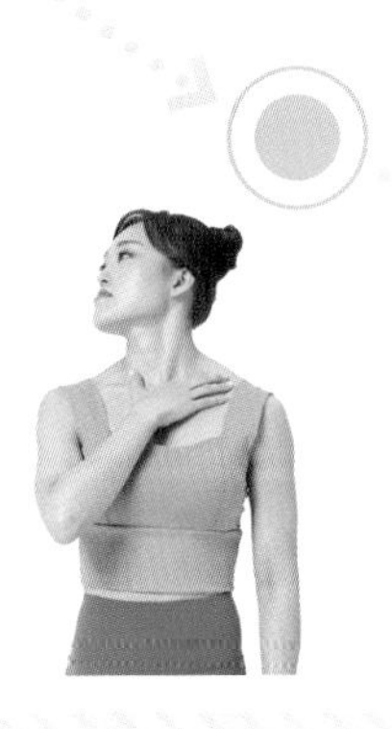

伸展頸部斜上方(p.154)
15秒 × 兩邊各做3次

四肢支撐抬頭 (p.162)
維持30秒 + 休息10秒 x 2次

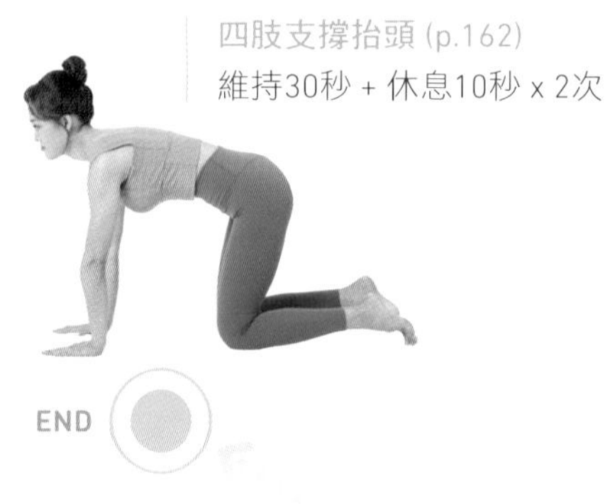

END

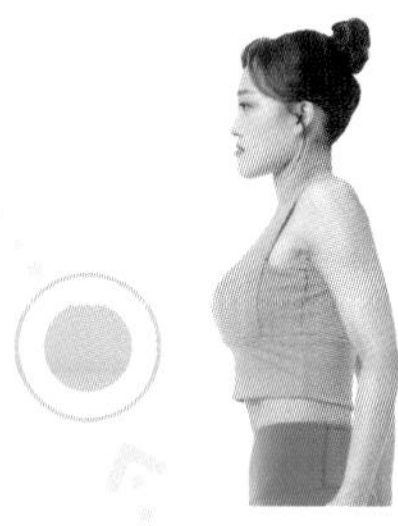

轉肩(p.160)
活動20秒 + 休息10秒 +
反方向活動 20秒 +
休息10秒 x 2次

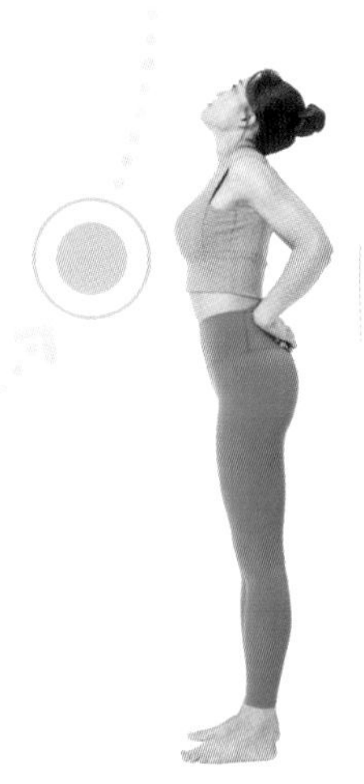

伸展頸部後側(p.158)
維持10秒 + 休息5秒 x 3次

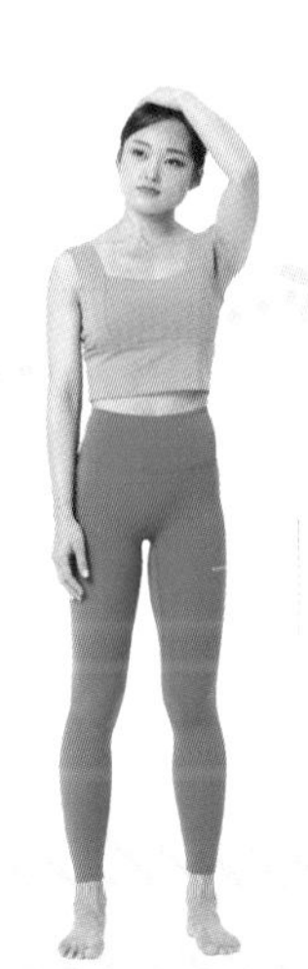

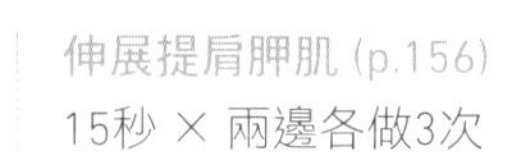

伸展提肩胛肌 (p.156)
15秒 × 兩邊各做3次

5
Chapter

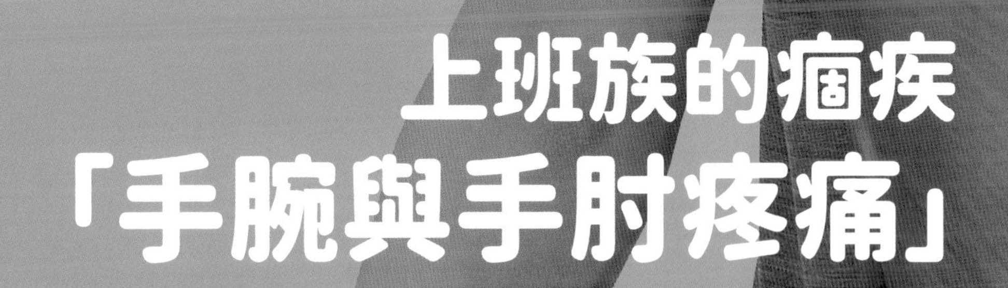

上班族的痼疾
「手腕與手肘疼痛」

我們從學生時期起就常因讀書而過度使用手腕和手肘，畢業後在上班或做家事等日常生活中，手腕和手肘也會承受許多壓力。也就是說我們經常都用手做事，所以手腕和手肘疼痛是情有可原的，但最近的狀況稍微不一樣，現在不分年紀大小，有越來越多的人喊著手腕痛、手肘痛，甚至還有許多病患必須動手術。

從桌上型電腦到筆記型電腦、從筆記型電腦到智慧型手機，再從智慧型手機到平板，現代人手腕、手肘疼痛的原因，大概跟這些快速進步的電子產品脫不了關係。

你覺得我們什麼時候最常用到手指和手肘附近的肌肉呢？你可能會覺得是提重物或做一些支撐體重運動的時候，但出乎意料的是，並非如此。當我們在用微小的力道做細微動作時，更常使用我們的手腕和手肘肌肉，例如操作智慧型手機、點擊滑鼠、洗碗、寫筆記，做出這類細微舉動時，直接活動的肌肉與操縱活動肌肉的相反肌肉都同時在活動，帶給彼此很大的壓力。如果這些動作持續久了會怎麼樣呢？因小刺激而持續承受壓力的肌肉，終究會受傷而縮短，而且手指肌肉和手臂肌肉一旦縮短，肌肉通過的狹窄通道「手腕」與肌肉起始點「手肘」就會開始疼痛。

還有一件更重要的事，能讓受傷的手和手臂肌肉恢復的關鍵就是血液循環，但有個地方妨礙血液循環，那就是腋下。當血液要從心臟流到手臂和手時，中間必須經過腋下，但如果胸部肌肉和手臂肌肉已經縮短而變得僵硬，將會壓迫血液流動的通道，妨礙血液循環。

總而言之，解決手腕和手肘疼痛的重點有兩個，要舒緩並伸展過度縮短且僵硬的手腕、手肘和手指肌肉，還要**舒緩並伸展上臂和胸肌，才能讓妨礙血液循環的腋下恢復彈性**。

如果還有餘力，希望也能多多關心肩膀肌肉，肩膀肌肉能讓這些肌肉安全地被使用。如果連肩膀肌肉都照顧到，那麼不僅能消除手腕和手肘疼痛，還能預防復發。

我們一出生後就非得使用雙手不可，每一天、每一刻都在用手握東西、點按鍵、支撐身體。

如果無法減少手部的使用，就要讓妨礙手部恢復、帶給手部壓力的要素消失。

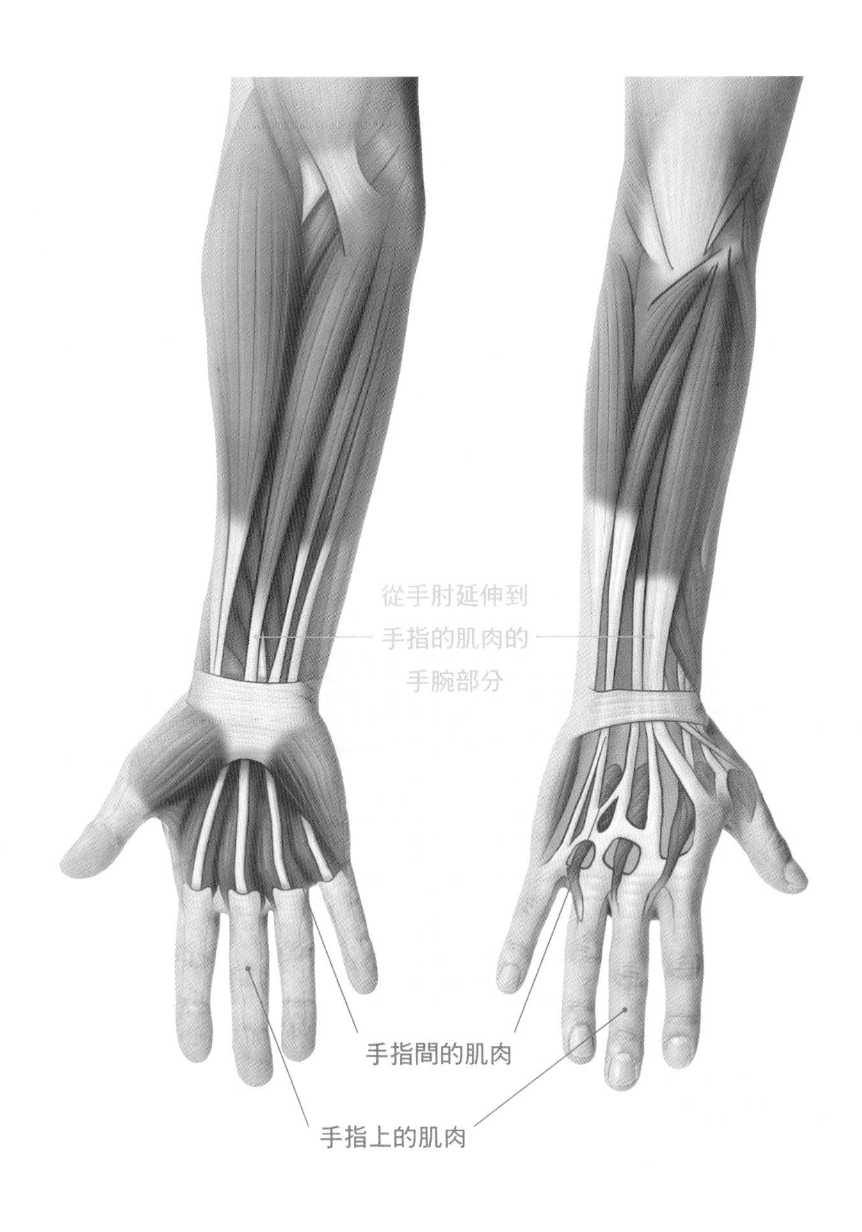

會縮短而變得僵硬的肌肉

- 手指間的肌肉
- 手指上的肌肉

會延伸而變得僵直的肌肉

- 從手肘延伸到手指的肌肉的手腕部分

（示範影片）

3

手肘疼痛檢查

手肘痛

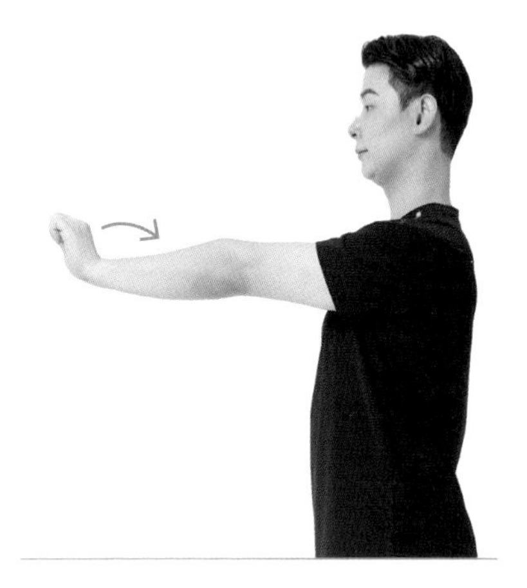

1 手肘伸直，握拳後往後彎。

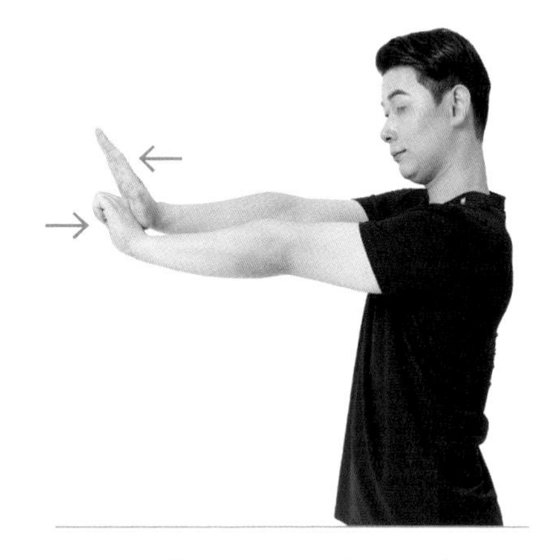

2 另一隻手推著握拳的手背，互相抵抗，維持十秒鐘。

CHECK!

□ 手肘會痛。
□ 手背往後彎的力道很弱。

► 只要符合任何一項，就是手肘有問題，或之後很有可能會出現問題。

?!

想知道關於手腕痛與手肘痛的原因！

建議平常要戴護腕、護肘嗎？

運動時配戴包覆並穩定肌肉與肌腱的護具確實有幫助，**但在生活中也一直配戴護具並不恰當**。護具的壓迫會讓肌肉持續舒緩，反而讓肌力變弱，之後不戴護具時，疼痛就可能會加劇。不只是平常生活，睡覺時更不要佩戴護具。

網球肘和高爾夫球肘會同時發生嗎？

網球肘常發生在手肘外側，高爾夫球肘常發生在手肘內側，但手肘的內側和外側、手腕的前後是有可能同時疼痛的，這是非常自然的現象。彎曲手指的肌肉一旦縮短，伸直的肌肉就會承受壓力；伸直的肌肉一旦變得僵硬，彎曲的肌肉就會承受壓力，這是非常合理的。請記住，無論是內側與外側兩邊都在痛時，還是只有一邊在痛時，兩邊都要伸展，疼痛才不會復發。

（示範影片）

Ready 按摩舒緩肌肉

1 按摩前臂內側

手肘與手腕痛的重點肌肉是前臂內側肌肉。這個肌肉從手肘內側延伸到指尖，會經過且連接許多關節，也是在手指彎曲或活動手部時常用到的肌肉。如果這個肌肉因過度使用而僵直，上面的手肘和下方的手腕就會發炎、疼痛。手肘與手腕的疼痛多半只要按摩前臂就能解決，所以想到的時候就按摩吧！

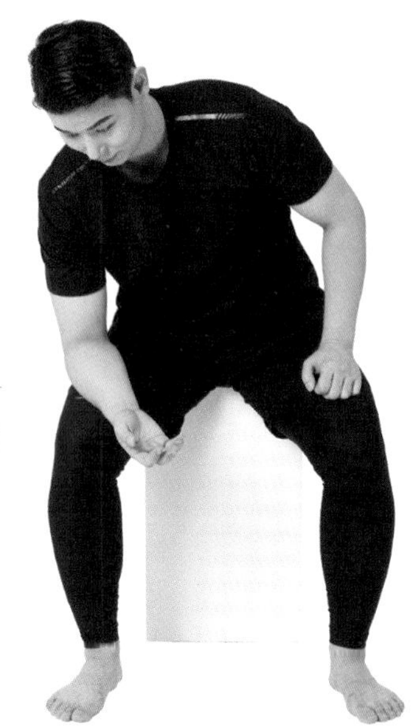

1 右臂放到右腿上，掌心朝上。

請注意，不要從一開始就施加太強烈的刺激。如果刺激力道太強，可能會瘀青，暫時腫脹。這種時候要冰敷，在消腫前或瘀青散開前都不要再刺激。

2 將重心放在手臂內側，輕輕地用左手臂按壓右手臂內側。按摩三十秒至一分鐘，之後再換邊。

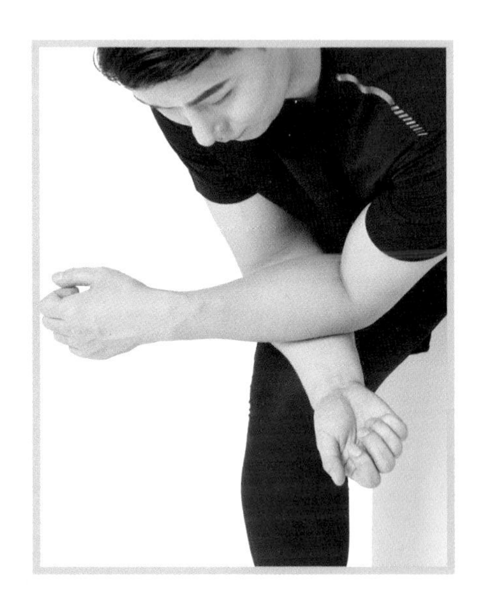

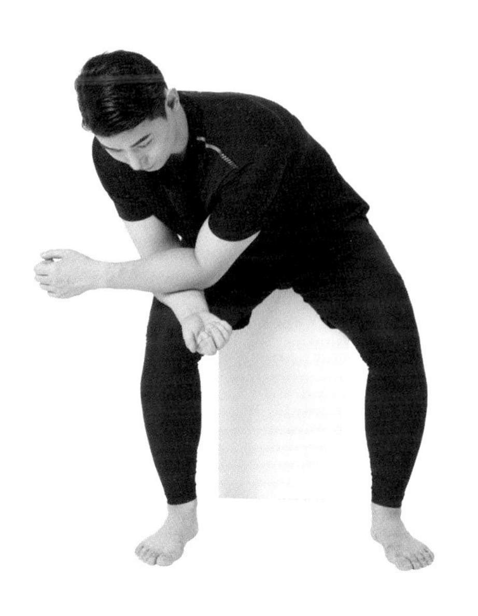

Tip 手臂內側的皮膚相當脆弱，按摩時要調整力道，不要造成瘀青。

（示範影片）

2 按摩前臂外側

前臂外側肌肉是伸直手指頭時會使用的肌肉，是網球肘和手背疼痛的主要原因。在做出打字等細微的手部動作時，或像打網球那樣用力抓住某個東西運動時，如果手臂持續承受壓力，手肘外側就會發炎，建議平時就要常常按摩來舒緩。

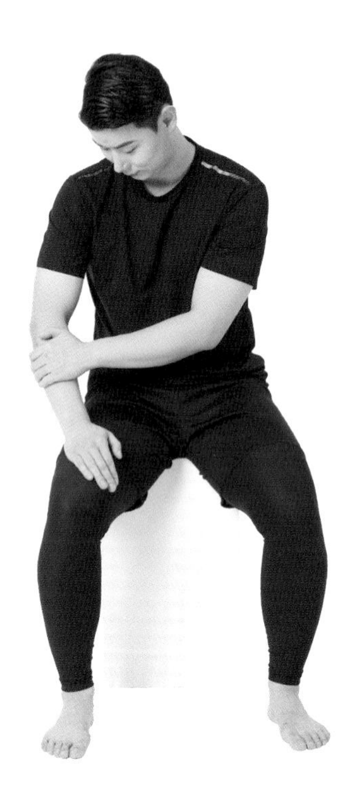

1 左手輕輕固定右手臂。

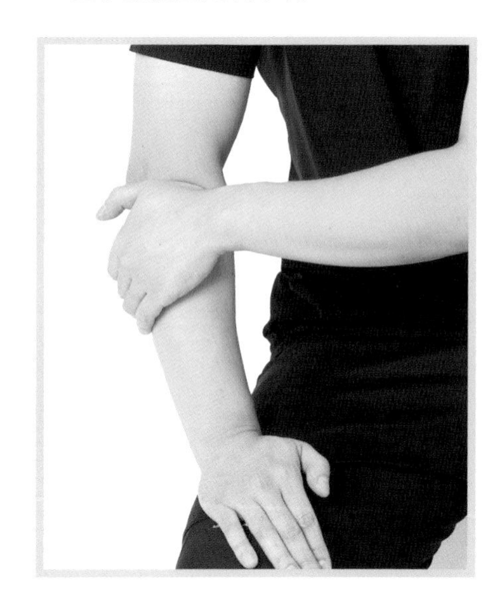

有網球肘的人，如果刺激靠近手肘的疼痛處，發炎狀況就可能會惡化，因此按摩時要避開疼痛部位，輕輕按摩附近肌肉。

2 用左手的大魚際肌輕輕按壓手背到手肘外側的肌肉。操作三十秒到一分鐘，之後再換邊。

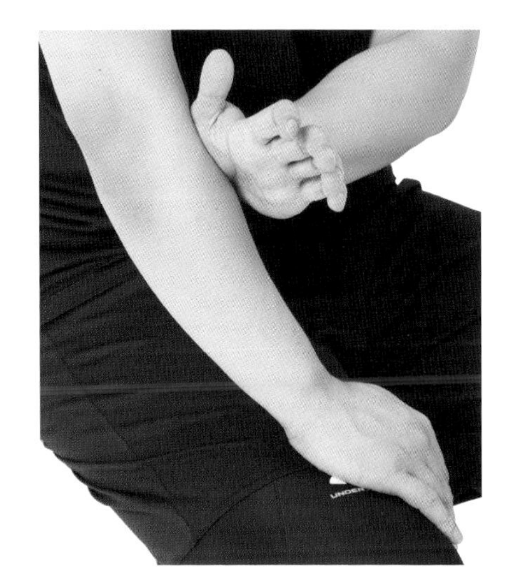

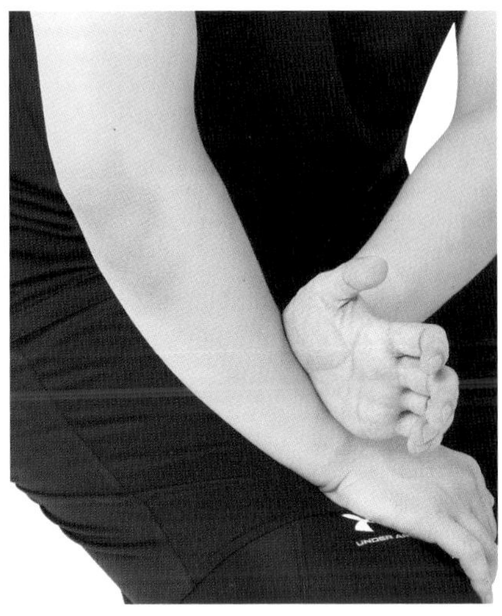

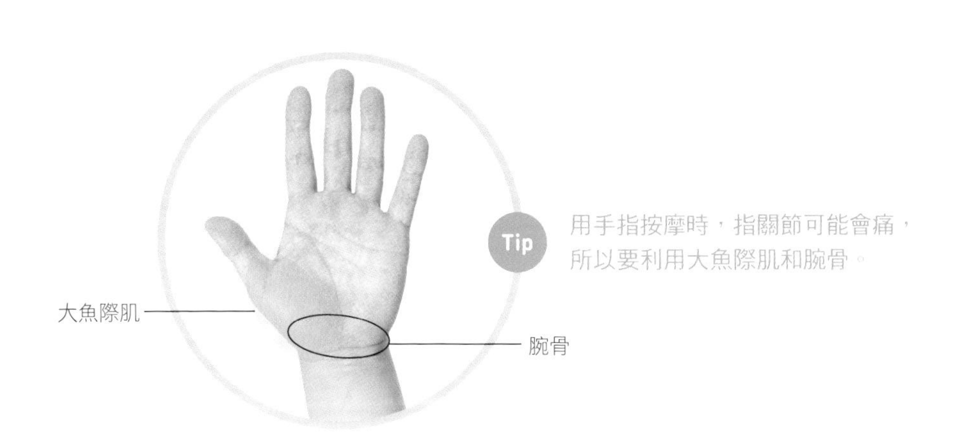

用手指按摩時，指關節可能會痛，所以要利用大魚際肌和腕骨。

（示範影片）

3 按摩肱二頭肌

肱二頭肌如果縮短、變得僵硬，就可能會妨礙手臂的血液循環，也可能會讓手肘附近肌肉變得緊繃，引發疼痛。如果肱二頭肌有問題，上面的胸肌和三角肌、後面的肱三頭肌、下面的前臂肌肉都可能會連帶出現問題，所以要先透過按摩來舒緩。

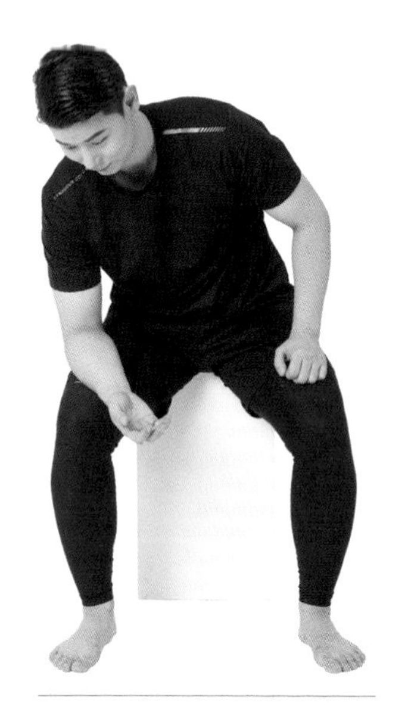

1 右手臂放鬆，輕鬆地放在膝蓋上。

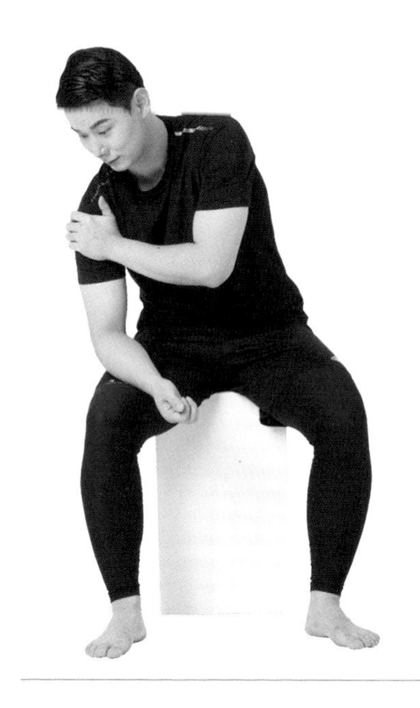

2 用左手的大魚際肌按摩二頭肌三十秒到一分鐘，之後再換邊。

被按摩的手臂若舉著，會很難放鬆，所以按摩時需要靠在某個東西上。

強烈刺激可能會讓肌肉暫時失去力量，所以如果即將要長時間使用肌肉力量開車或運動，請調整刺激力道，不要太強烈。

（示範影片）

4 按摩手背

我們可以摸得到手背上手指骨頭間的肌肉，這些肌肉如果變得僵硬，手指可能會硬梆梆的，手背也可能會痛，所以在伸展手背前要先按摩。

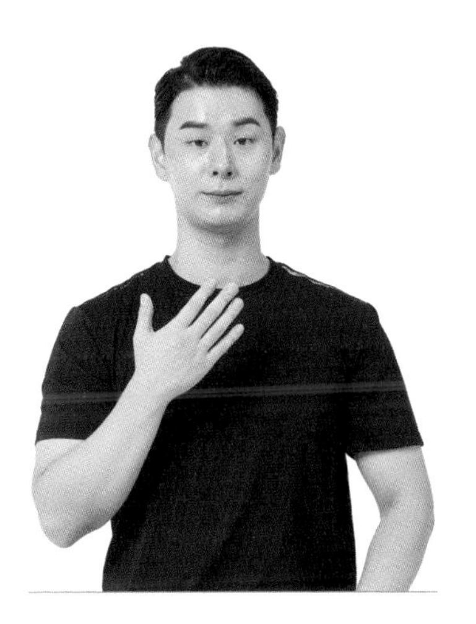

1 將右手臂貼近上半身，手腕放鬆後，掌心朝胸口。

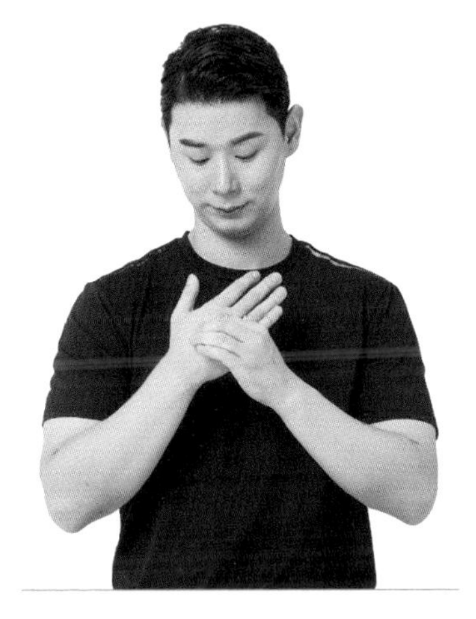

2 左手食指輕輕按壓右手手背骨頭間的縫隙。操作三十秒到一分鐘，之後再換邊。

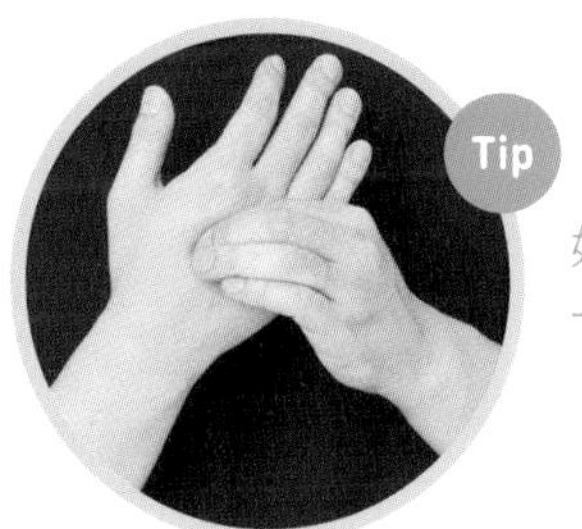

Tip

如果加上中指、無名指、小指的力量一起按壓，力量雖小，卻有按摩效果。

注意！ 手背的皮膚很脆弱，請控制力量，輕輕地頻繁按摩。

（示範影片）

5 按摩拇指

拇指的力道最強，相較於其他手指頭，拇指更常被使用，所以大部分的拇指大魚際肌都很僵硬，這種僵硬的大魚際肌著實造成了手部的疲勞。對大拇指要有別於其餘的四根手指頭格外花心思才行。

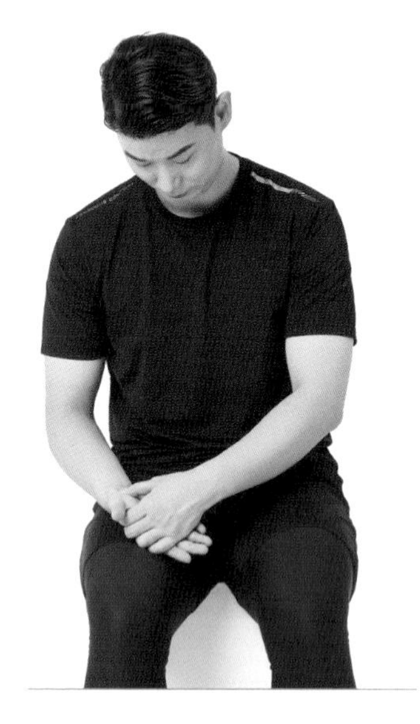

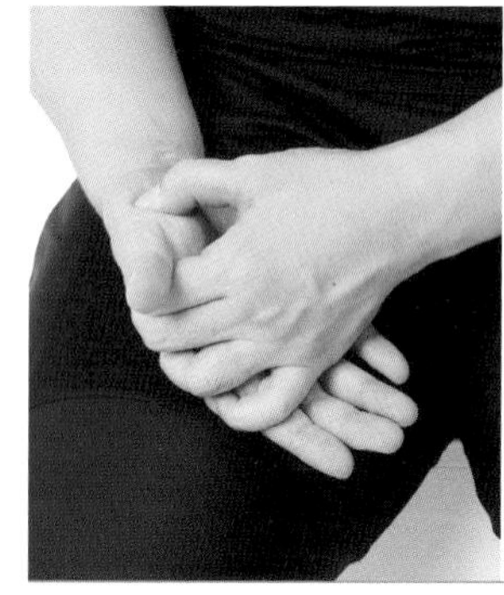

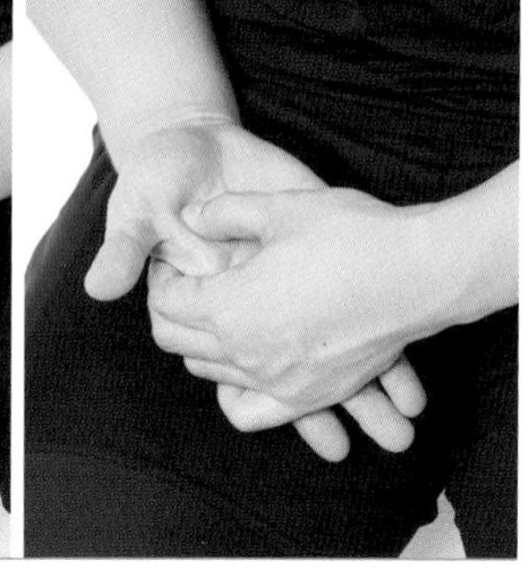

1 右手輕鬆地放在右腿上，用左手固定。

2 左手大拇指按壓右手大魚際肌，左手大拇指和食指按摩右手大拇指與食指中間。一邊按三十秒至一分鐘，全部按摩完之後再換邊。

Tip 如果覺得大拇指沒有力氣或是難以按摩，也可以用手肘按摩。

如果大拇指肌力太弱，可能就沒有刺激效果。如果按摩時不會疼痛或變得舒服，不做也沒關係。

（示範影片）

6 按摩手指頭

手指頭也會活動，當然也會有肌肉。手指肌肉如果變得僵硬，手指頭就會變粗、疼痛，還可能出現板機指，也就是手指無法順暢地伸直，因此我們在伸展前也要先按摩手指。

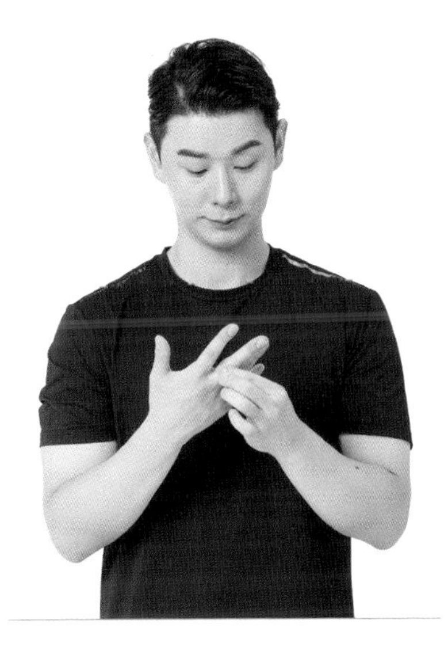

1 左手大拇指和食指按摩右手五根手指頭的指節，往左右轉動。一邊按摩三十秒到一分鐘，全都按摩完之後再換邊。

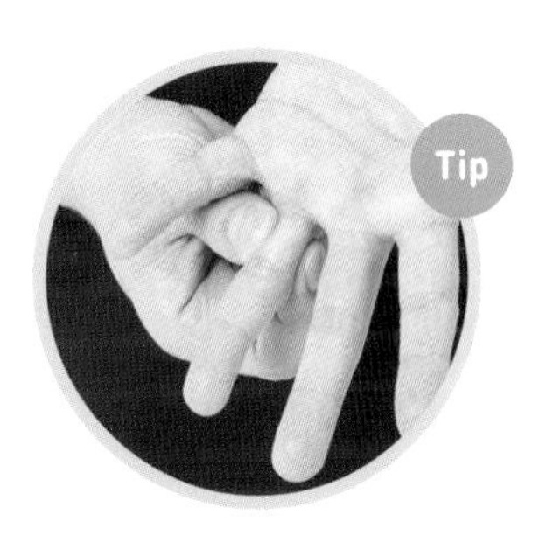

- 靠近掌心的指節比較僵硬，這部分要花更多時間按摩。
- 若連指間都一起按摩會更好。

手指下面有肌腱，以按摩手指側邊為主。
注意不要傷到手指下面的肌腱導致發炎。

（示範影片）

7 按摩掌心

掌心不容易變得僵硬，可是一旦變得僵硬就很難輕易鬆開。常拿料理工具的餐飲人員、常用力抓住物品的人以及手腕或手指開過刀的人都很需要這種按摩。

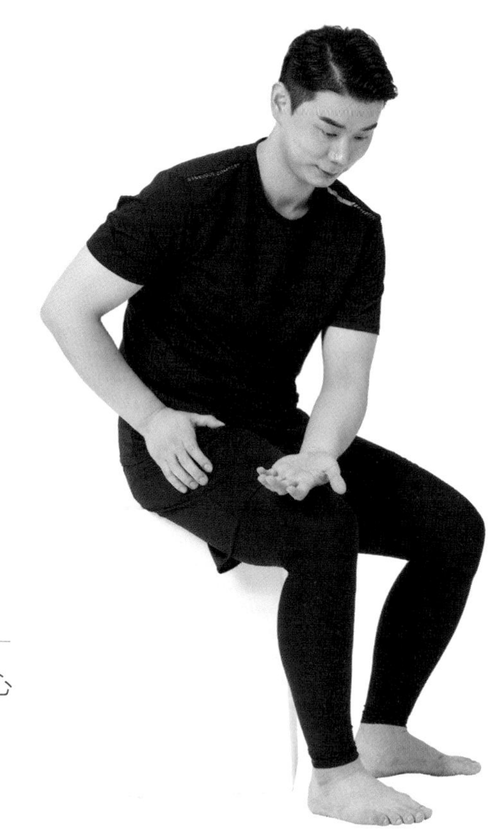

1 左手放在右腿上，掌心朝上。

手肘要是壓得太用力，可能會傷到手指筋膜和組織，按摩時要注意。

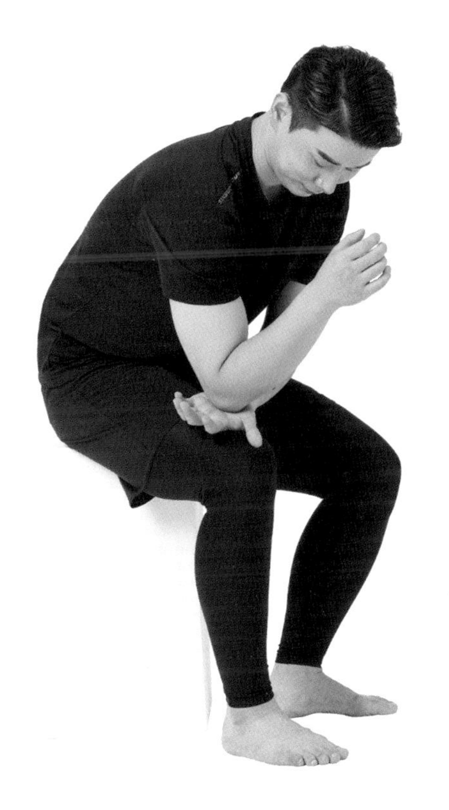

2 用右手肘按壓左手掌心三十秒至一分鐘，之後再換邊。

Tip 如果嘗試幾次後覺得沒什麼效果，跳過也無妨。

（示範影片）

STEP 1 ▸ ① 伸展手背

提到伸展手指，很多人只會想到掌心那一面，但指間肌肉都在手背，所以非常需要伸展。如果手背肌肉變得僵硬，手指也會硬梆梆的，最好能趁平常有空時就舒緩。

運動部位 食指、中指、無名指與小指間的肌肉

效能與效果 舒緩已經縮短的指間肌肉並增加肌肉長度，增加手指活動度，減輕手指頭與手腕的疼痛

時間與次數 做十至十五秒，兩個方向各做三組，二次為一組

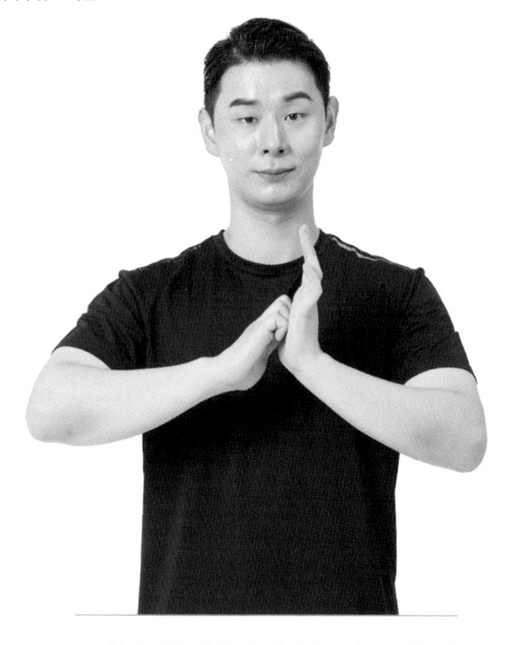

1 抬起雙手放在胸前，打開左手手掌後，右手手指稍微彎曲後貼在左手掌心。

如果是因關節炎之類的疾病，導致關節僵硬，而非肌肉僵硬，就要熱敷並小心地伸展，僅限在關節不會太勉強的範圍內活動。

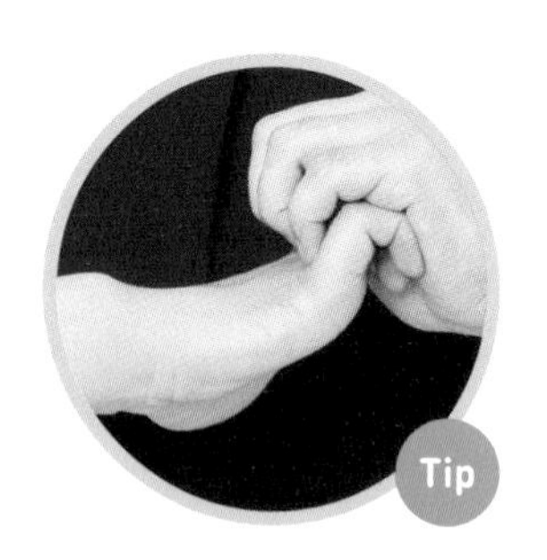

一開始角度可能無法非常標準，所以不要太勉強，可搭配按摩手背（參考p.183）一起操作。

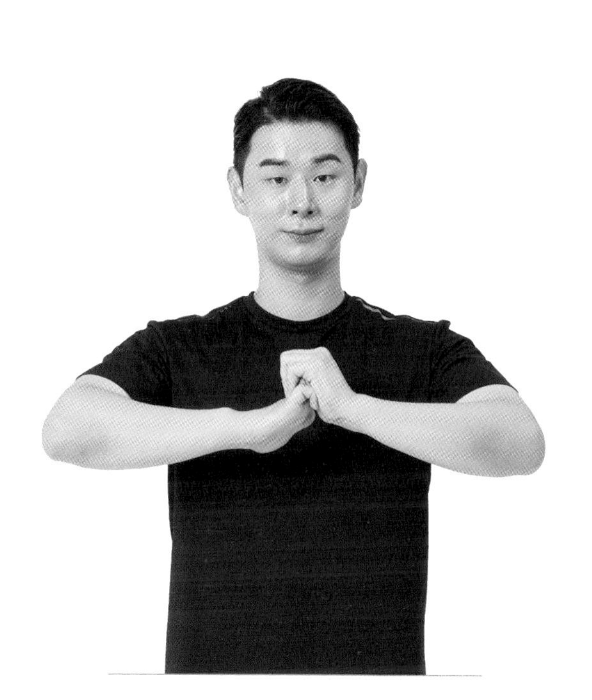

2 左手手指彎曲，抓住右手的四個手指頭，感覺右手手背被拉開。維持十至十五秒後，另一邊也用同樣的方式操作。

（示範影片）

STEP 1 ▶ ② 伸展四根手指頭

手指肌肉經過手腕，連接到手肘附近，所以手指肌肉一旦縮短，細長的手腕就會累積壓力，引發疼痛。一起透過延伸手指肌肉來預防手腕疼痛吧！

運動部位 食指、中指、無名指、小指肌肉

效能與效果 舒緩已經縮短的手指肌肉並確保肌肉長度，
增加手指活動度，減輕手指與手腕疼痛

時間與次數 做十至十五秒，兩個方向各做三次，
三次為一組

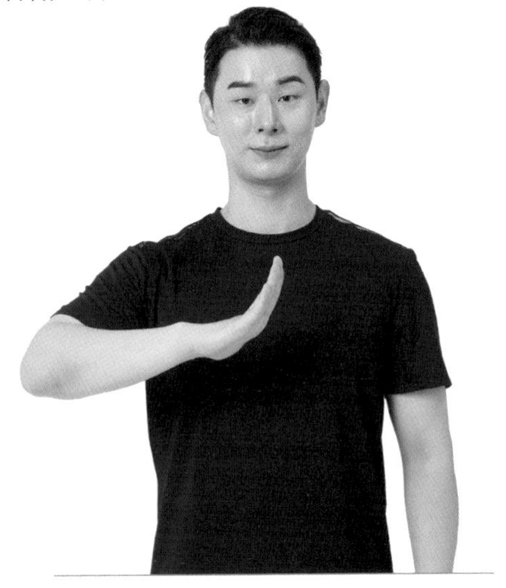

1 右手放在胸前，手腕放鬆後，手指伸直。

注意! 手腕不能跟著彎，請在手腕不會痛或不會有負擔的範圍內伸展。

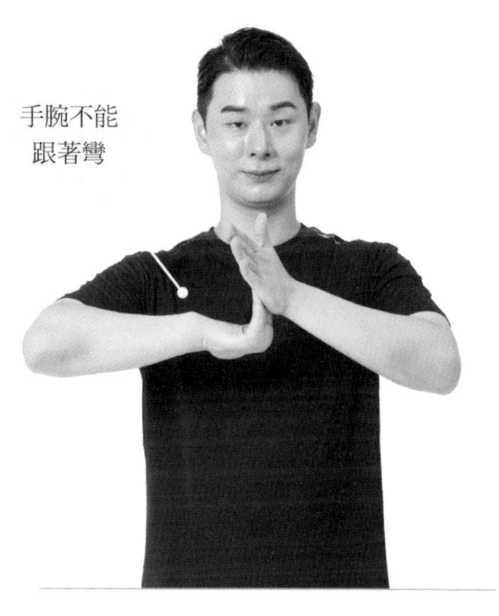

2 右手除了大拇指以外，其他四根手指頭都抵著左手彎向手背，感覺手指被拉開。維持姿勢十至十五秒後放開，另一邊也用同樣的方式操作伸展。

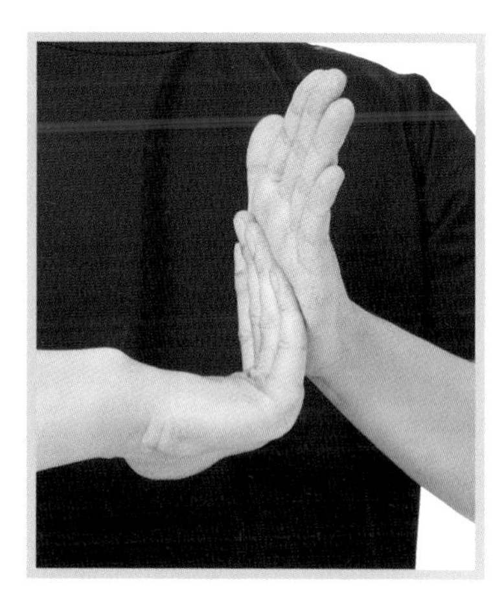

Tip 一開始動作可能不標準，不要太勉強，可搭配按摩前臂內側（參考p.178）、按摩手指和掌心（參考p.185-187）一起操作。

（示範影片）

STEP 1 ▸ ③ 伸展大拇指

大拇指不像其他手指頭常常彎折或伸直，主要都是抵抗的動作。在抓舉物品時，大魚際肌會直接支撐或抵抗物品重量，所以很容易變得僵硬，因此大拇指要比其他手指頭常以更多種方式伸展。

運動部位 大拇指肌肉

效能與效果 舒緩已經縮短的大拇指肌肉並確保肌肉長度，增加大拇指活動度，減輕大拇指、大魚際肌和手腕的疼痛

時間與次數 做十至十五秒，兩個方向各做三次

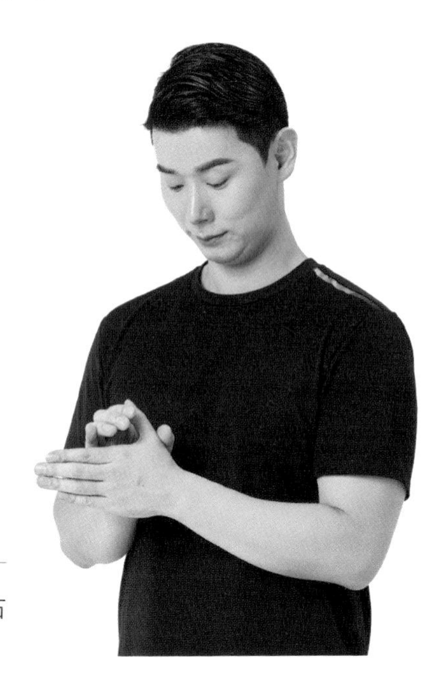

1 雙手抬到胸前，手腕放鬆，右手大拇指輕輕靠在左手。

請注意，要在大拇指關節不會疼痛或發出聲音的範圍內操作。

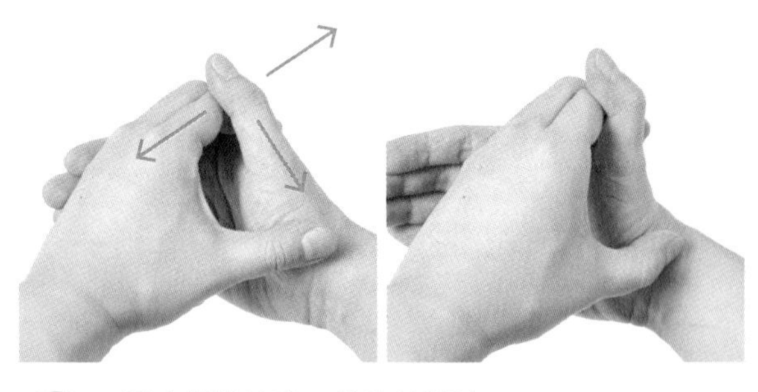

Tip 將大拇指往旁、往後拉動時，
感覺最明顯的地方為伸展重點。

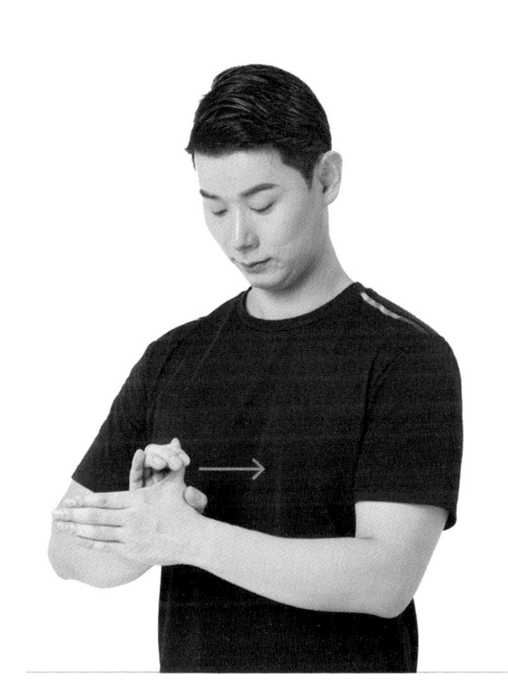

2 將右手大拇指往旁邊（遠離食指的方向）和後面（手背）伸展，感覺拉開後，維持十至十五秒，另一邊也同樣方式操作。

（示範影片）

STEP 2 ▶ ① 肩膀後側上下運動

手腕和手肘痛的關鍵是血液循環。
這個運動能伸展僵硬的二頭肌和胸肌，讓腋下部位的血液順利循環，幫助手腕和手肘恢復。

運動部位 肩膀肌肉、二頭肌與胸肌

效能與效果 使用肩膀肌肉，舒緩二頭肌和胸肌並確保肌肉長度，促進腋下血液循環，減輕肩膀、手肘和手腕的疼痛

時間與次數 做三十秒後休息五秒，三次為一組

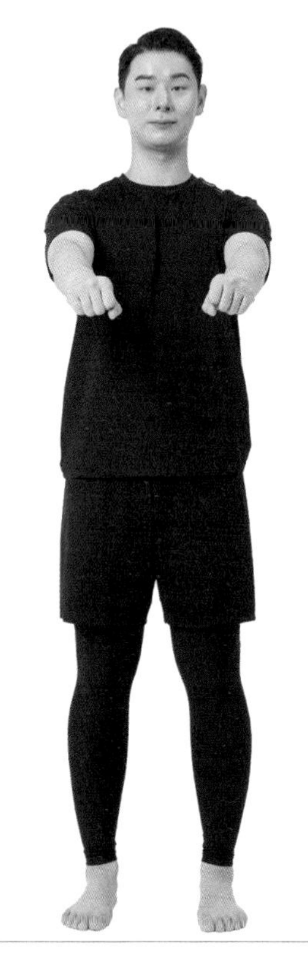

1 下腹稍微保持緊繃，胸口推出去，挺直身體後，將雙臂往前伸直，輕輕握拳。

運動時注意下腹要稍微保持緊繃，以免腰部往後彎，引發疼痛。

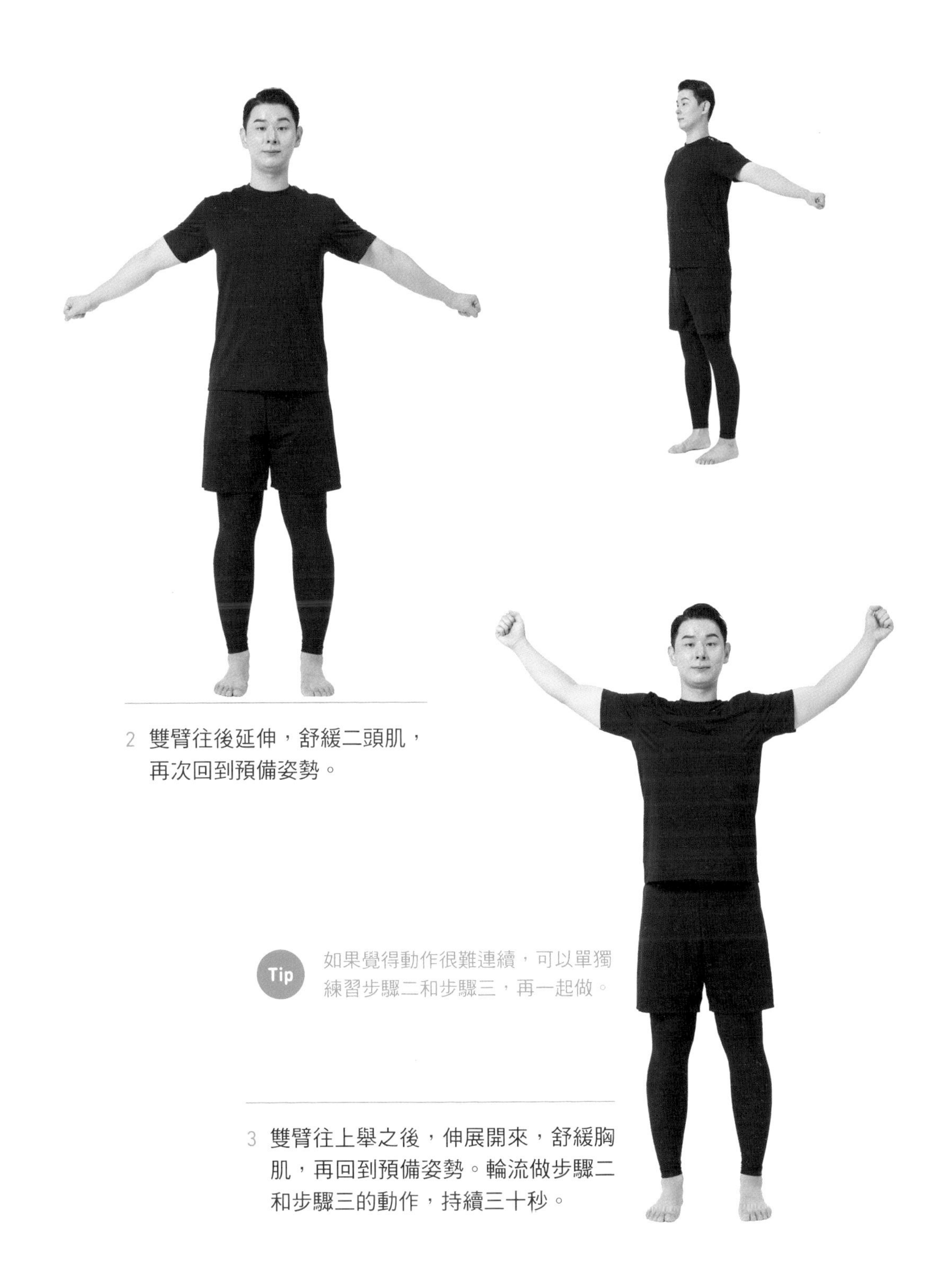

2 雙臂往後延伸，舒緩二頭肌，再次回到預備姿勢。

Tip 如果覺得動作很難連續，可以單獨練習步驟二和步驟三，再一起做。

3 雙臂往上舉之後，伸展開來，舒緩胸肌，再回到預備姿勢。輪流做步驟二和步驟三的動作，持續三十秒。

（示範影片）

STEP 2 ▸ ② 固定手肘左右搖擺

手腕相當脆弱，所以不會另外伸展，但若伸展跟手肘連接的肱三頭肌，也能有效降低手腕受傷的風險。這個運動會一併伸展三頭肌以及相連的闊背肌，間接緩解手腕疼痛。

運動部位 肩膀肌肉、肱三頭肌與闊背肌

效能與效果 使用肩膀肌肉，增加肱三頭肌與闊背肌的長度並舒緩，促進腋下血液循環，減輕手肘的疼痛

時間與次數 做三十秒後休息五秒，三次為一組

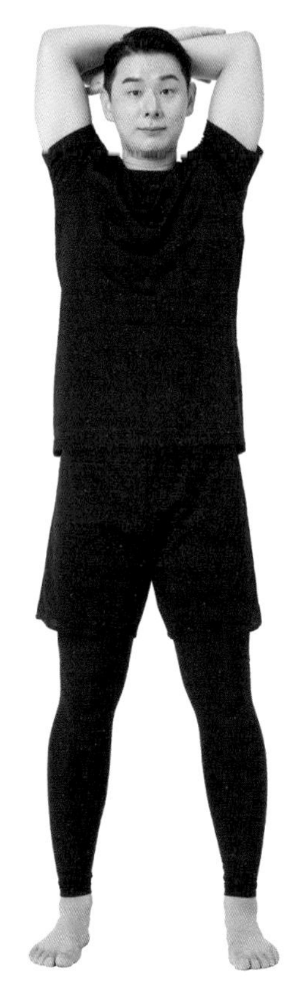

1 雙手高舉過頭，左右交叉，固定雙手手肘。

軀幹活動幅度不用太大，主要是讓手臂後側和腋下下面拉伸。

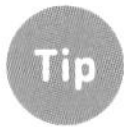

- 如果下腹稍微保持緊繃，輕輕擠壓肩膀後側，肩膀肌肉也能運動到。
- 當重心配合肌肉的延伸移動時，不僅能提升強度，也能安全地伸展。E

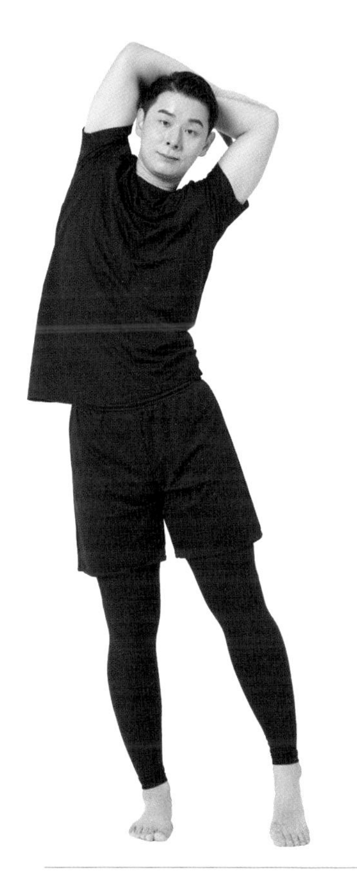

2 手肘持續往旁拉開，直到感覺腋下附近被拉開。

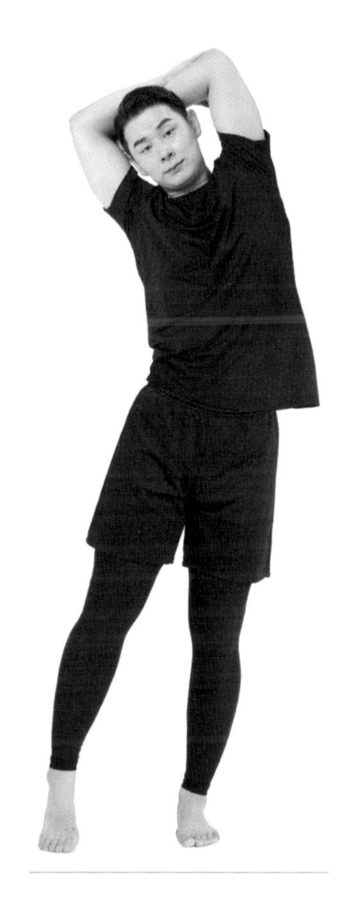

3 手肘拉回反方向，左右輪流做三十秒。

Daily Program
一天十分鐘
伸展手腕與手肘

（示範影片）

這裡收集了消除手腕與手肘疼痛的重點運動，製作成一個菜單。只要每天持續做十分鐘，就能有效消除疼痛。

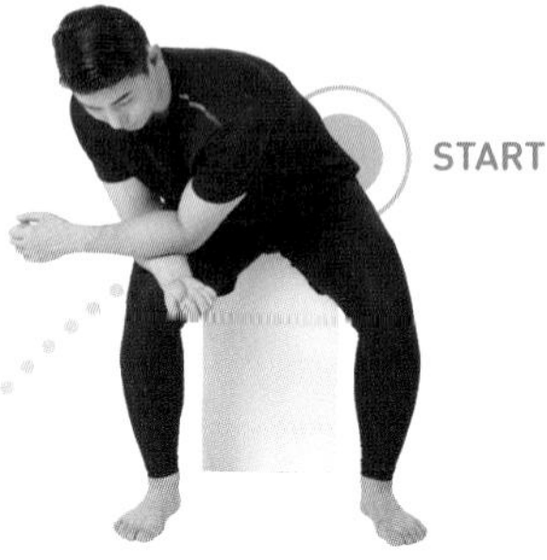

按摩前臂內側(p.178)
輕微地按摩，不要造成瘀青
30秒 × 一邊一次

按摩前臂外側(p.180)
以輕微的強度按摩
30秒 × 一邊一次

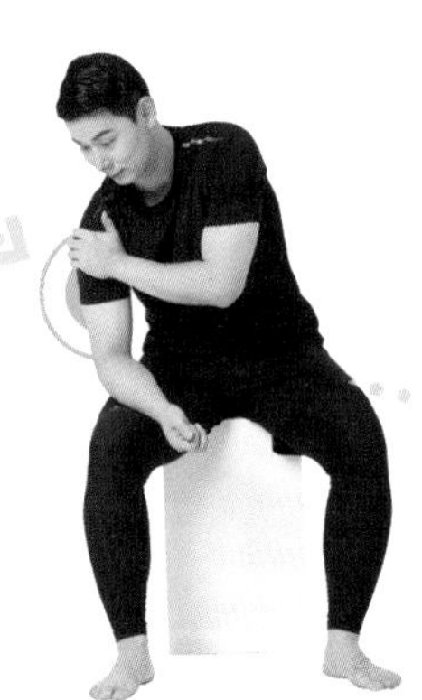

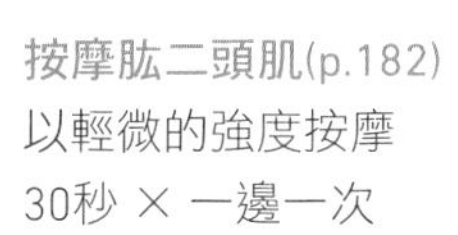

按摩肱二頭肌(p.182)
以輕微的強度按摩
30秒 × 一邊一次

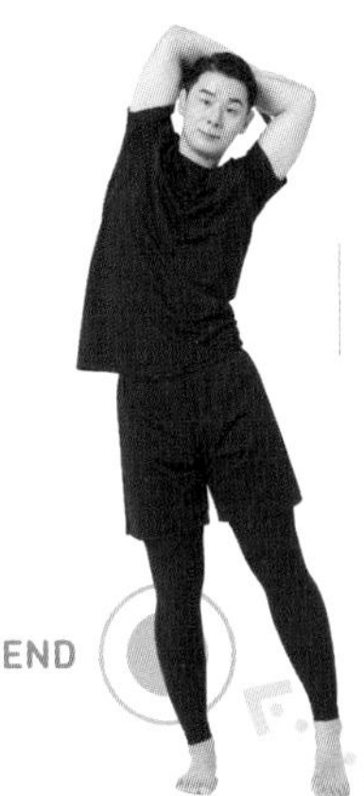

固定手肘左右搖擺(p.196)
活動30秒 + 休息5秒 × 3次

END

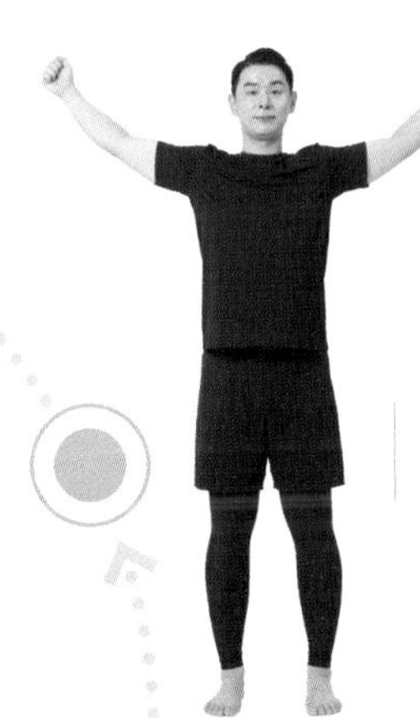

肩膀後側上下運動(p.194)
活動30秒 + 休息5秒 × 3次

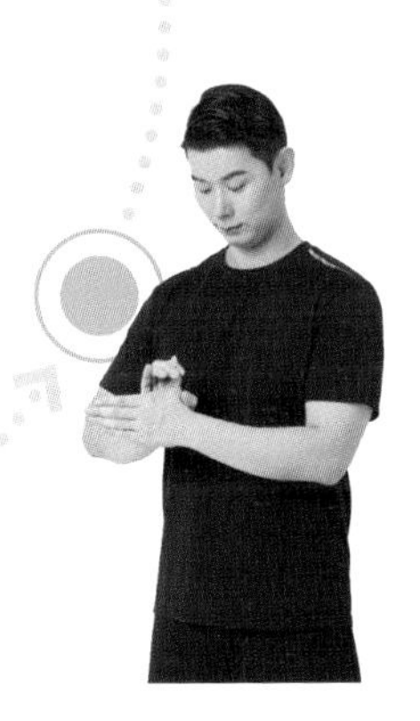

伸展大拇指(p.192)
15秒 × 兩邊各做三次

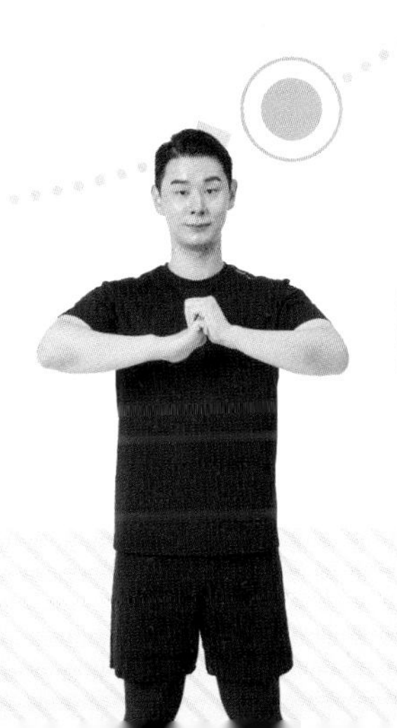

伸展手背 (p.188)
15秒 × 兩邊各做三次

（示範影片）

Power Program
①四肢支撐旋轉運動

手腕和手肘的活動是從肩膀開始的，肩關節要穩定地支撐，手腕和手肘肌肉才能做出流暢且精細的活動，此外包覆肩關節的肌肉也是協助穩定的支柱，能提升手腕和手肘的協調性。用肩膀支撐體重來做複合運動，強化手腕和手肘吧！

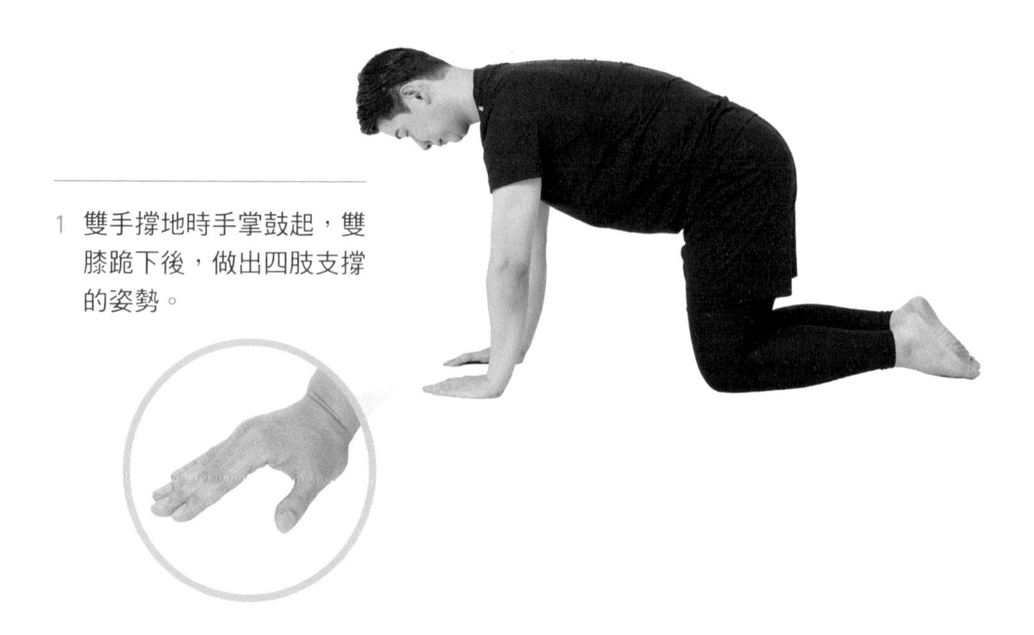

1 雙手撐地時手掌鼓起，雙膝跪下後，做出四肢支撐的姿勢。

要注意，不要讓支撐體重那側的肩膀往前突出而受傷。

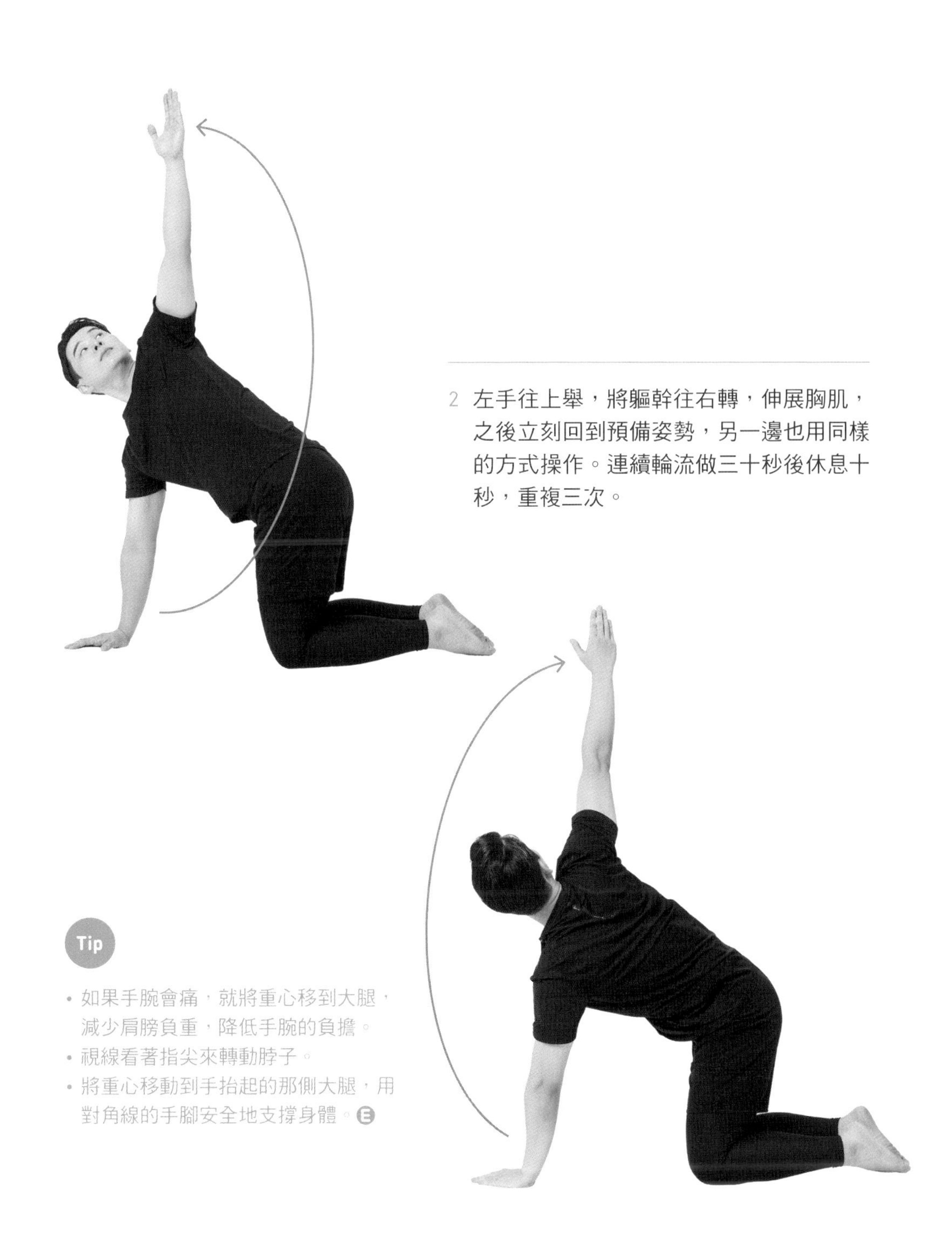

2 左手往上舉，將軀幹往右轉，伸展胸肌，之後立刻回到預備姿勢，另一邊也用同樣的方式操作。連續輪流做三十秒後休息十秒，重複三次。

Tip

- 如果手腕會痛，就將重心移到大腿，減少肩膀負重，降低手腕的負擔。
- 視線看著指尖來轉動脖子。
- 將重心移動到手抬起的那側大腿，用對角線的手腳安全地支撐身體。E

（示範影片）

Power Program
② 四肢支撐前後伏地挺身

當手腕和手肘有問題時，其中一種很費力的動作就是用手撐地。這個動作是用四肢支撐減少手腕和手臂的負擔，然後逐漸增加手腕和手臂的活動範圍與負重程度，有助提升肌肉和關節的適應力。

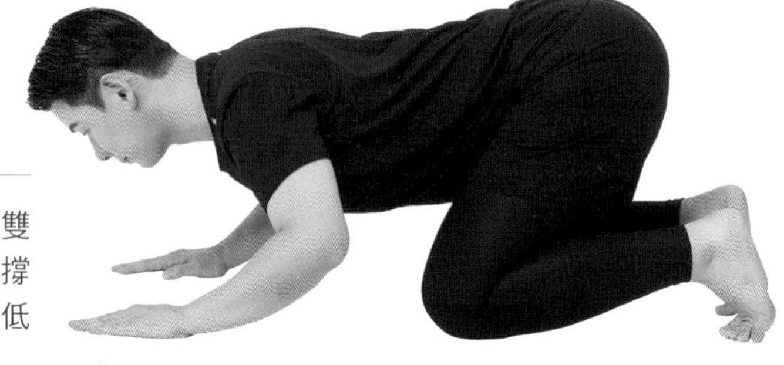

1 雙手撐地時手掌鼓起，雙膝跪下後，做出四肢支撐的姿勢，手肘彎曲，壓低身體。

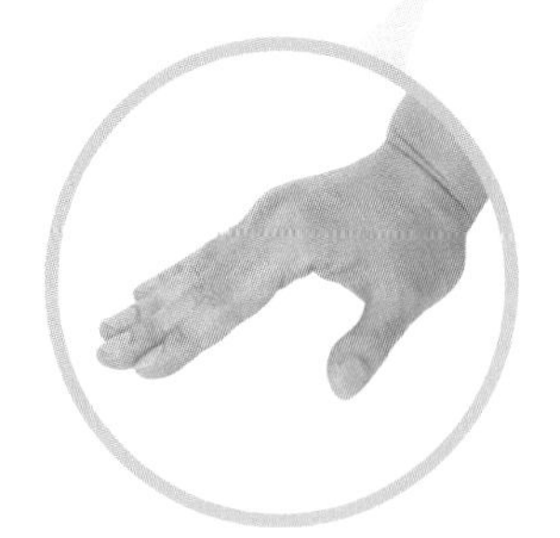

注意! 請在手肘不會有負擔的範圍內壓低身體。

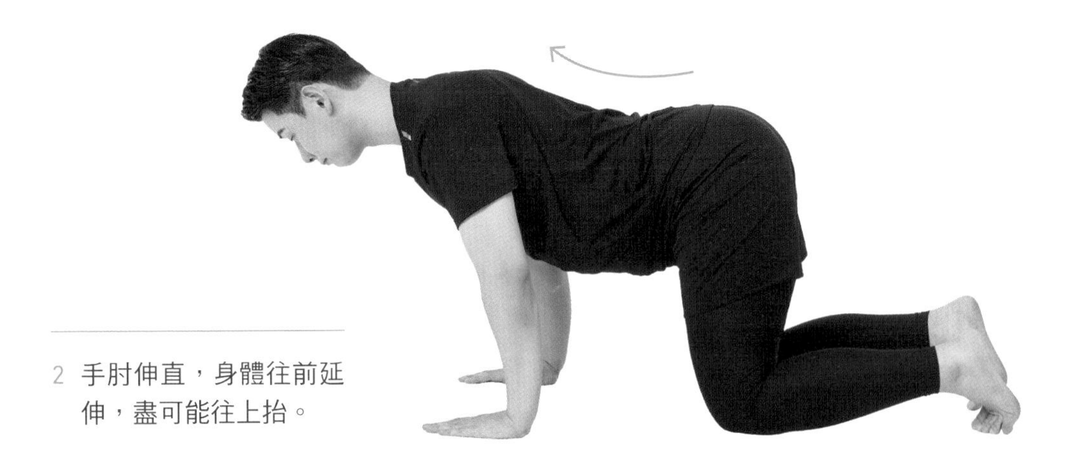

2 手肘伸直，身體往前延伸，盡可能往上抬。

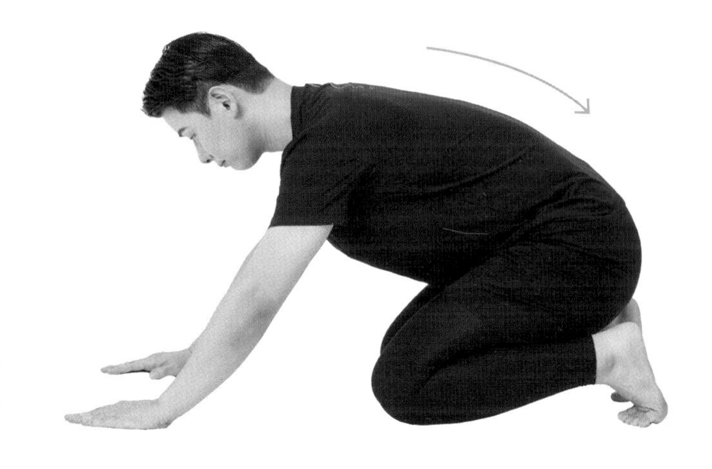

3 手肘再次彎曲，壓低身體，這次將身體往後延伸，再盡可能往上抬。請在手腕和手肘不會有負擔的範圍內反覆做這個動作。做三十秒後休息十秒，反覆三次。

Tip
- 如果手腕會痛，就不要做往前延伸再往上抬的動作，以往後延伸再往上抬為主。
- 腰部的脊椎若能一起活動，也能提升脊椎、肩膀與手臂的協調性。

預防疼痛的全身伸展計畫

就算伸展單一部位而消除了疼痛，也不代表完全痊癒，因為即使已經矯正了肌肉，只要持續日常生活，姿勢還是會逐漸歪斜，肌肉也會逐漸僵硬。不要覺得身體沒有不舒服就不伸展，持續做全身伸展來改善身體狀態吧！

全身二十分鐘運動菜單A

- → 按摩前頸與側邊（80秒）
- → 伸展前頸（60秒）
- → 按摩腋下前側（60秒）
- → 伸展胸肌（120秒）
- → 按摩肱二頭肌（60秒）
- → 伸展闊背肌（120秒）
- → 按摩前臂內側（60秒）
- → 按摩前臂外側（60秒）
- → 按摩手背（60秒）
- → 伸展腹部（100秒）
- → 伸展內收肌（60秒）
- → 按摩臀部肌肉（60秒）
- → 伸展臀部與骨盆前側（120秒）
- → 伸展小腿（60秒）

這個菜單以按摩和靜態伸展（STEP1）為主，因為是低強度的活動，所以老弱者都可以每天照著做。先透過按摩放鬆肌肉，再慢慢做伸展舒緩，讓僵硬的全身放鬆，使血液順利循環。

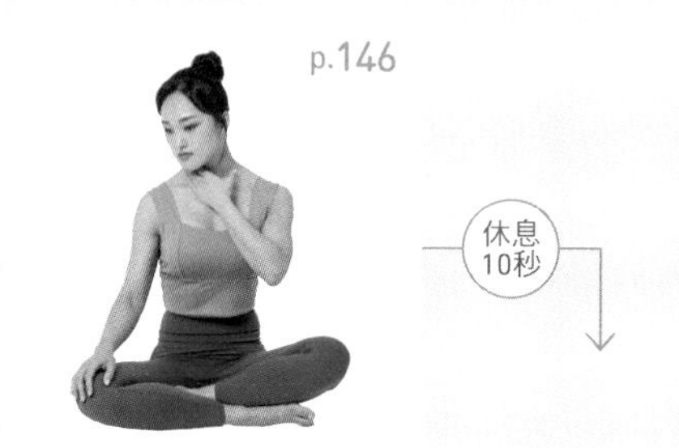

按摩前頸與側邊（80秒）

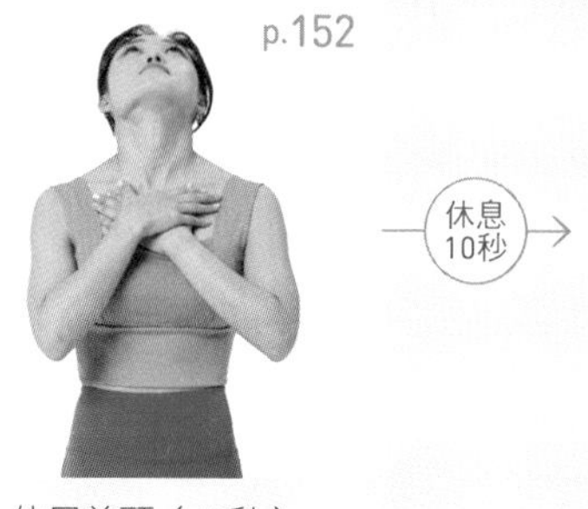

伸展前頸（60秒）

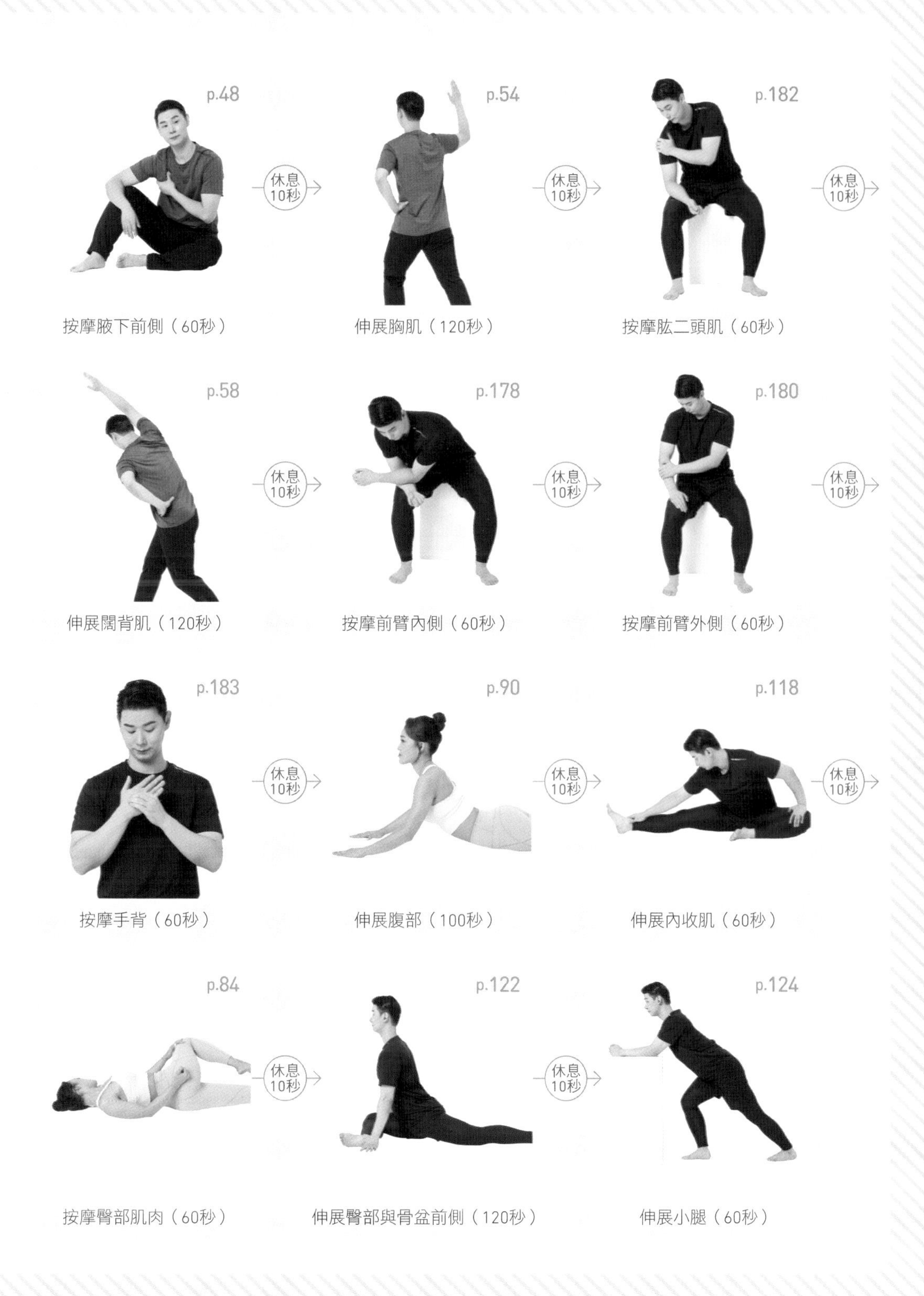
p.48
休息
10秒
p.54
休息
10秒
p.182
休息
10秒
按摩腋下前側（60秒）
伸展胸肌（120秒）
按摩肱二頭肌（60秒）
p.58
休息
10秒
p.178
休息
10秒
p.180
休息
10秒
伸展闊背肌（120秒）
按摩前臂內側（60秒）
按摩前臂外側（60秒）
p.183
休息
10秒
p.90
休息
10秒
p.118
休息
10秒
按摩手背（60秒）
伸展腹部（100秒）
伸展內收肌（60秒）
p.84
休息
10秒
p.122
休息
10秒
p.124
按摩臀部肌肉（60秒）
伸展臀部與骨盆前側（120秒）
伸展小腿（60秒）

全身二十分鐘
運動菜單B

→ 伸展頸部斜上方（90秒）
→ 轉肩（120秒）
→ 肩膀開合（60秒）
→ W-Y運動（60秒）
→ 四肢支撐抬頭（80秒）
→ 伸展手背（90秒）
→ 貓、牛伸展運動（40秒）
→ 伸展骨盆前後（60秒）
→ 伸展臀部與骨盆前側（120秒）
→ 髖關節外旋（90秒）
→ 抬腳走路（80秒）
→ 抬雙膝（60秒）

這個菜單以動態伸展（STEP2）為主，因為是連續活動的動作，所以強度會比運動菜單A更高。這些運動能提升肌肉間的協調度，矯正肌肉使用順序。

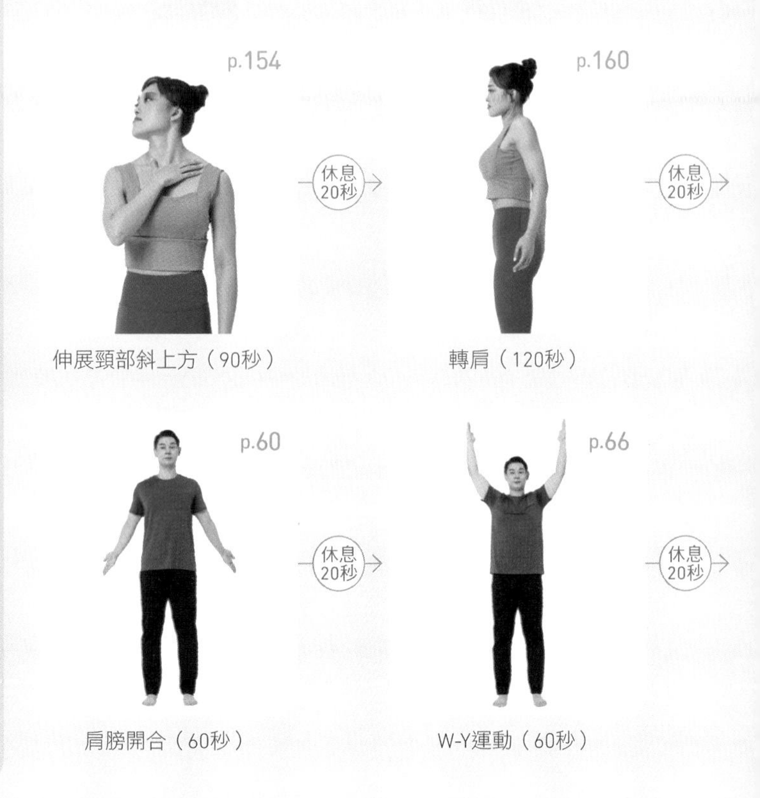

伸展頸部斜上方（90秒）　轉肩（120秒）

肩膀開合（60秒）　W-Y運動（60秒）

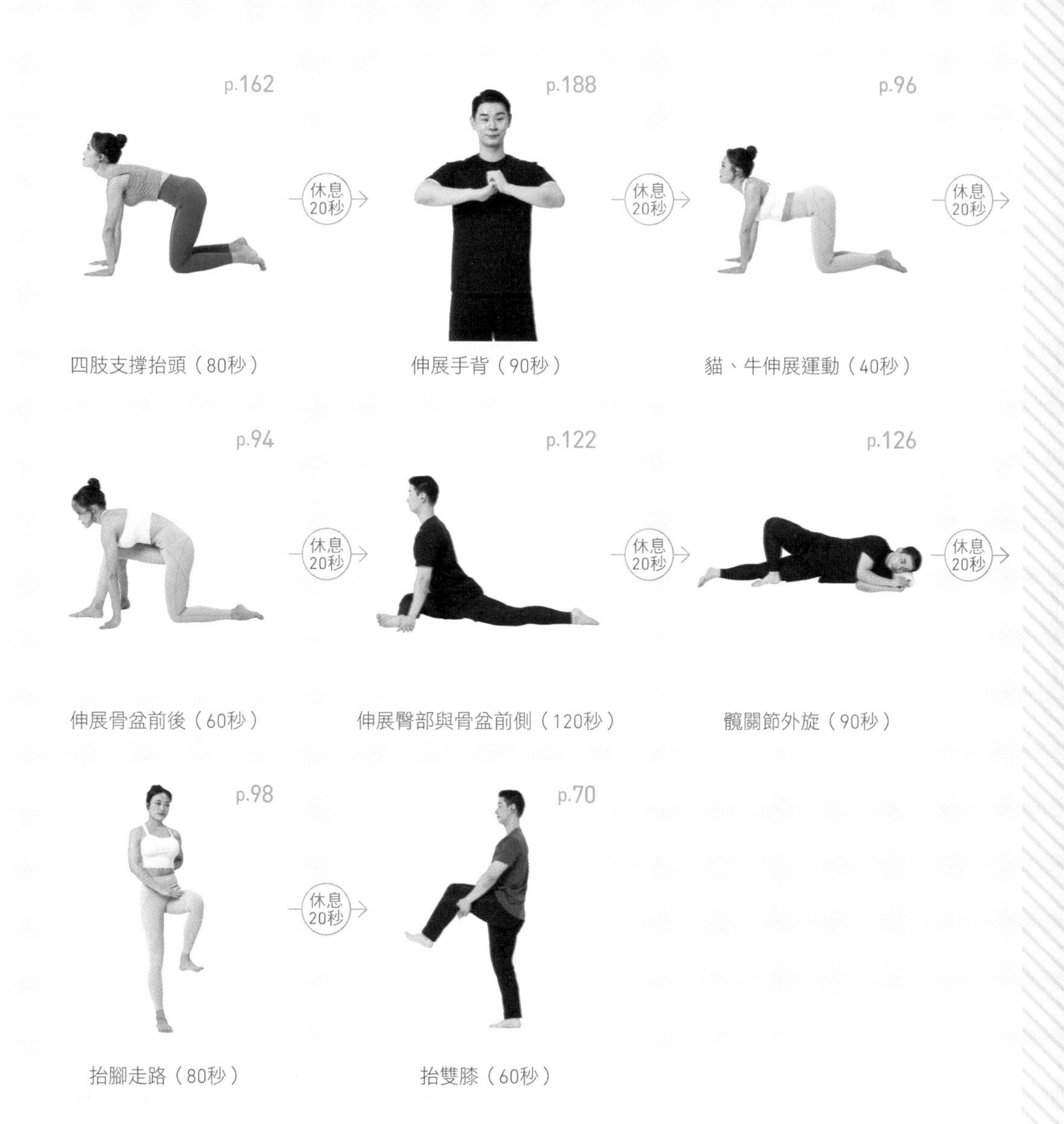
p.162
休息
20秒
p.188
休息
20秒
p.96
休息
20秒
四肢支撐抬頭（80秒）
伸展手背（90秒）
貓、牛伸展運動（40秒）
p.94
休息
20秒
p.122
休息
20秒
p.126
休息
20秒
伸展骨盆前後（60秒）
伸展臀部與骨盆前側（120秒）
髖關節外旋（90秒）
p.98
休息
20秒
p.70
抬腳走路（80秒）
抬雙膝（60秒）

伸展問答

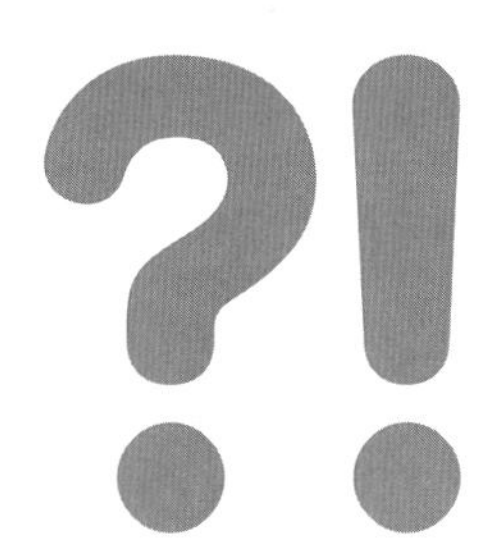

什麼時候不能伸展？

身體狀態不好的時候，伸展反而會讓體力變差。伸展是促進能量代謝的行為，萬一在狀態不好時勉強伸展，肌肉會充血，造成消化不良或無法供給能量給需要恢復的部分，可能會讓身體不舒服，以下這些情況都不宜做伸展運動！

喝酒時：喝酒後伸展會給肌肉太強烈的刺激，可能會受傷。酒精會讓人對痛覺遲鈍，所以如果在喝酒後運動，刺激可能會太過強烈，讓肌肉充血、發熱。

太冷的環境：天冷時伸展可能會撕裂緊繃的肌肉。肌肉在低溫下會變得僵硬，不容易延伸，這種時候如果突然伸展，就可能會過度延伸某部分緊繃的肌肉而受傷。

瘀青的時候：若伸展瘀青的肌肉，反而會讓傷勢加劇，因為伸展不僅會刺激肌肉，還會刺激血管。

關節痛的時候：如果伸展時不是肌肉在延伸而是關節在痛，就要立刻停止。關節痛是一個訊號，表示骨頭互相碰撞或是關節內部有問題，應該要先停止並找出原因，這樣才安全。

過度延伸的肌肉：已經延伸超過關節正常活動範圍的肌肉是不能伸展的。繼續拉長已經延伸的肌肉長度會降低肌肉彈性、破壞肌肉收縮，讓肌肉變得脆弱。平常運動時就要養成習慣確認關節的正常活動範圍。

伸展能解決所有疼痛嗎？

伸展是延伸肌肉長度，只能部分幫助肌肉舒緩和強化，所以除了伸展之外，還要搭配按摩舒緩肌肉、熱敷、強化肌力等運動維持全身肌肉平衡，長期來看這麼做才更有助於消除疼痛。

伸展需要配合年齡調整嗎？

與其討論年齡和性別，倒不如說伸展需要配合平常姿勢與工作性質調整。因平常的姿勢或工作性質而容易縮短的肌肉要當成伸展重點，不過也要按照個人肌肉狀態調整強度和次數，這樣才會安全又有效。

已經痛到沒辦法伸展了，是不是直接看醫生比較好？

不舒服時看醫生是最確實、安全的方法，但如果是特定部位有問題，相關肌肉也一定會有問題。增加肌肉長度與強化肌肉終究是自己該做的事，所以不要只仰賴醫生，自己有意識地努力實踐是最好的。

伸展後肌肉會疼痛耶！是因爲太勉強了嗎？

伸展跟肌力運動一樣會傷害肌肉纖維，所以如果伸展力道太強，可能會像運動後肌肉疼痛那樣出現疼痛的狀況。伸展時請在自己能做到的範圍內，以適當的強度安全地操作。

利用按摩器材或滾輪之類的工具會有幫助嗎？

我強烈建議在自己不會有負擔的強度內，利用按摩器材或運動工具伸展。如果在伸展前後有肌肉舒緩，就能更安全、有效地活動，但如果都沒有運動，只是一直按摩，就可能會讓肌力變弱。重點是也要運動。

活動時關節發出聲音，還可以繼續活動嗎？

關節發出聲音有好幾種原因，大部分都是肌肉變得僵硬而縮短，關節或肌肉互相碰撞而發出聲音。如果一直發出聲音，肌鍵和關節可能會因碰撞而受傷，所以請在不會發出聲音的範圍內運動。比較安全的方式是按摩發出聲音的關節附近的肌肉，再漸進式地伸展。

一天要伸展幾次、伸展幾分鐘才好？

最理想的情況是一天伸展兩三次，一次二十到三十分鐘，但次數和時間最好能配合個人身體狀態和體力調整。如果一天做一次、一次做十分鐘也覺得很累，最好就到此結束，其餘的隔天再做。如果伸展之後，身體覺得還可以，那麼一天可以伸展兩三次，一次二十到三十分鐘。萬一運動後隔天狀況變得很差，就要降低運動強度和次數，在自己可以負荷的範圍內操作。

後記

結束伸展

伸展是一個開始。本書的最終目的是透過長時間的反覆伸展重建已經毀壞的身體，讓身體能變得像以前一樣健康。本書提到的伸展可視為重建的起點，也就是拆除和建立骨幹的過程，如果已經透過伸展建立好骨幹，往後就要用水泥扎實地填滿骨幹，也就是要強化肌肉。就算照著書上操作之後疼痛減輕，這也只是運動的起點，希望之後還是要開始做符合自己的運動，讓自己永保健康。

生活和老化沒有盡頭。日常生活和工作明天也要繼續，一輩子都要持續。時間過得越久、年紀越大之後，肌肉就越容易毀壞。今天伸展的肌肉不可能維持一輩子，甚至還會因為身體狀態與狀況快速縮短，所以伸展是要陪伴一生的同行者。

需要時請去看醫生。本書的目的是在肌肉縮短、變得僵硬而產生疼痛時消除疼痛並預防。如果已經按照本書方法操作卻沒有效果，那麼疼痛原因可能是其他部分，如肌肉脆弱、發炎、神經或血管等，建議去醫院檢查。

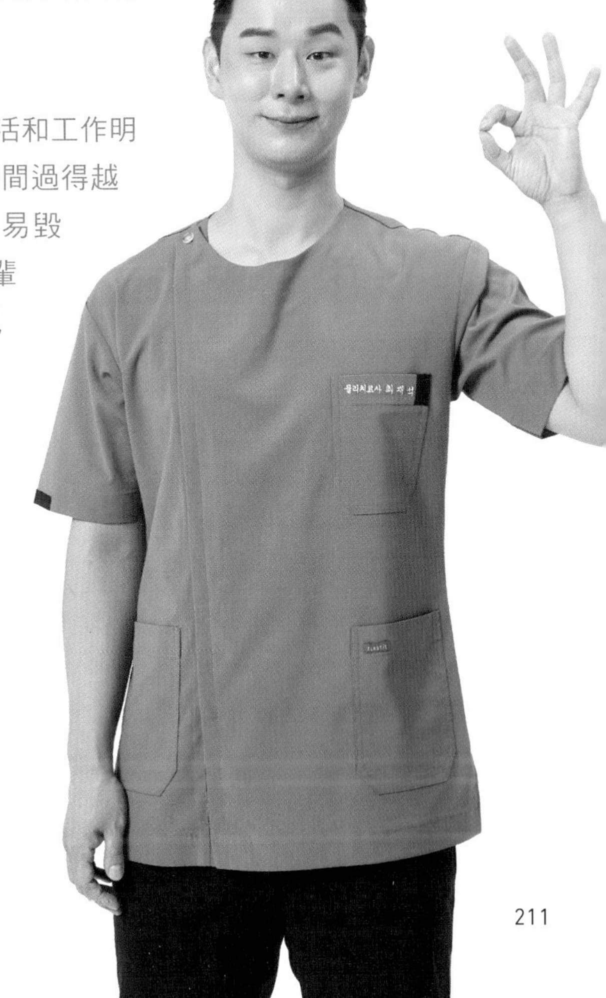

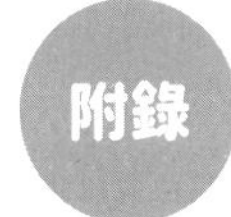

人體骨骼系統與肌肉系統

如果事先瞭解骨骼與肌肉結構，在處理疼痛時就會有很大的幫助。以下標示出在醫院治療或伸展時，常會提到的骨骼和肌肉，我們一起理解藏在身體裡的、看不見的全身骨骼與肌肉，在按摩和伸展時注意，不要受傷。

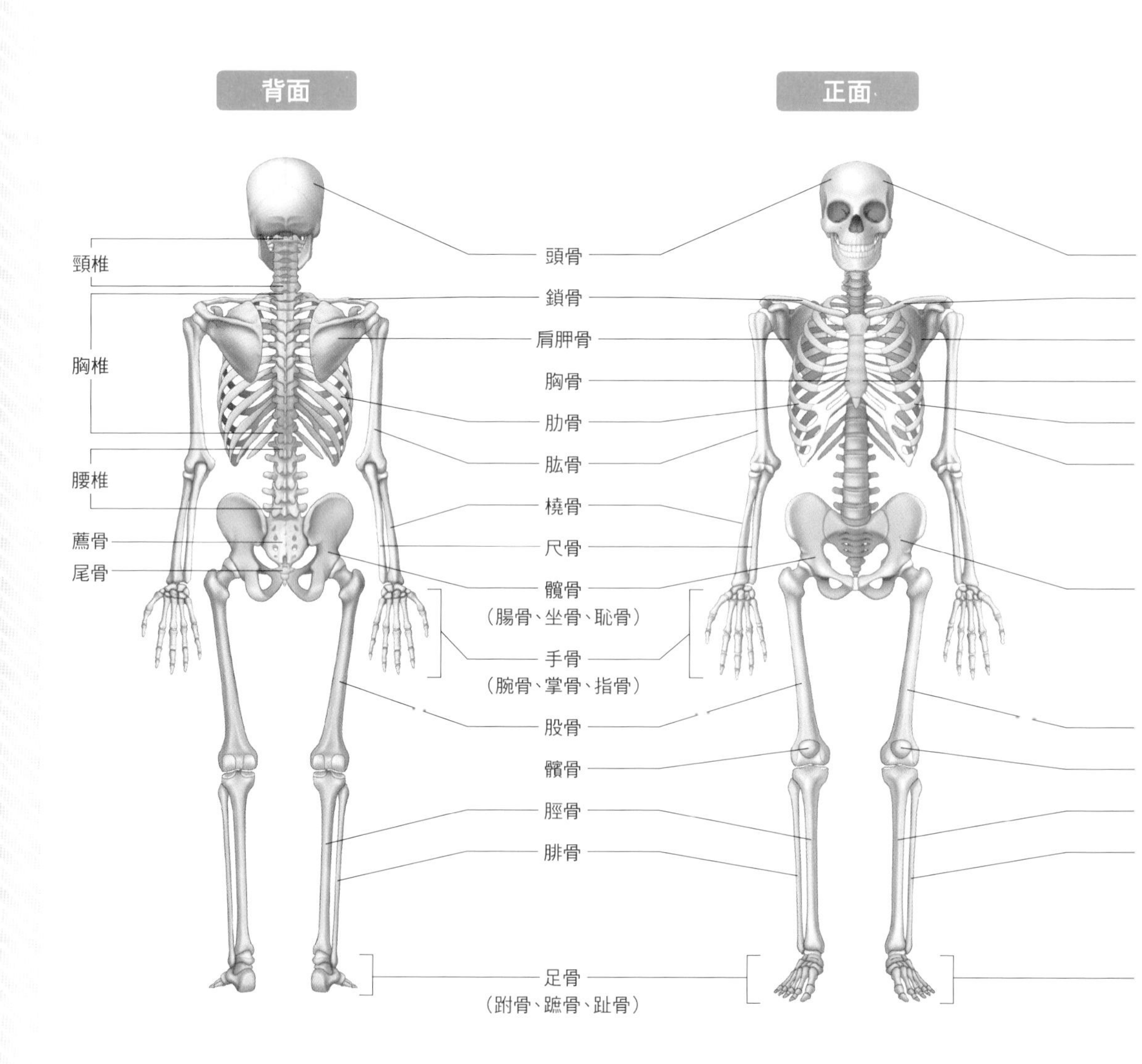

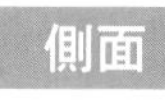

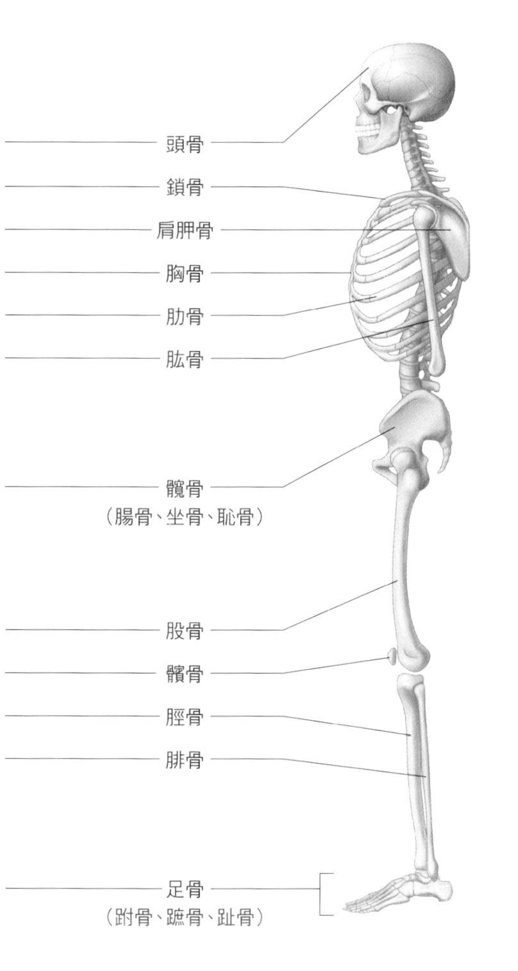

｜骨骼系統常見用語一覽表｜全身

用語	原文
頭骨	Skull
脊椎	Vertebral column
一頸椎	Cervical vertebrae
一胸椎	Thoracic vertebrae
一腰椎	Lumbar vertebrae
一薦骨	Sacrum
一尾骨	Coccyx
鎖骨	Clavicle
肩胛骨	Scapula
胸骨	Sternum
肋骨	Ribs
肱骨	Humerus
前臂	forearm
一尺骨	Ulna
一橈骨	Radius
髖骨	Hip、os Coxae
一腸骨	Ilium
一坐骨	Ischium
一恥骨	Pubis
手骨	hand bones
一腕骨	Carpals
一掌骨	Metacarpals
一指骨	Phalanges
股骨	Femur
髕骨	Patella
脛骨	Tibia
腓骨	Fibula
足骨	foot bones
一跗骨	Tarsals
一蹠骨	Metatarsals
一趾骨	Phalanges

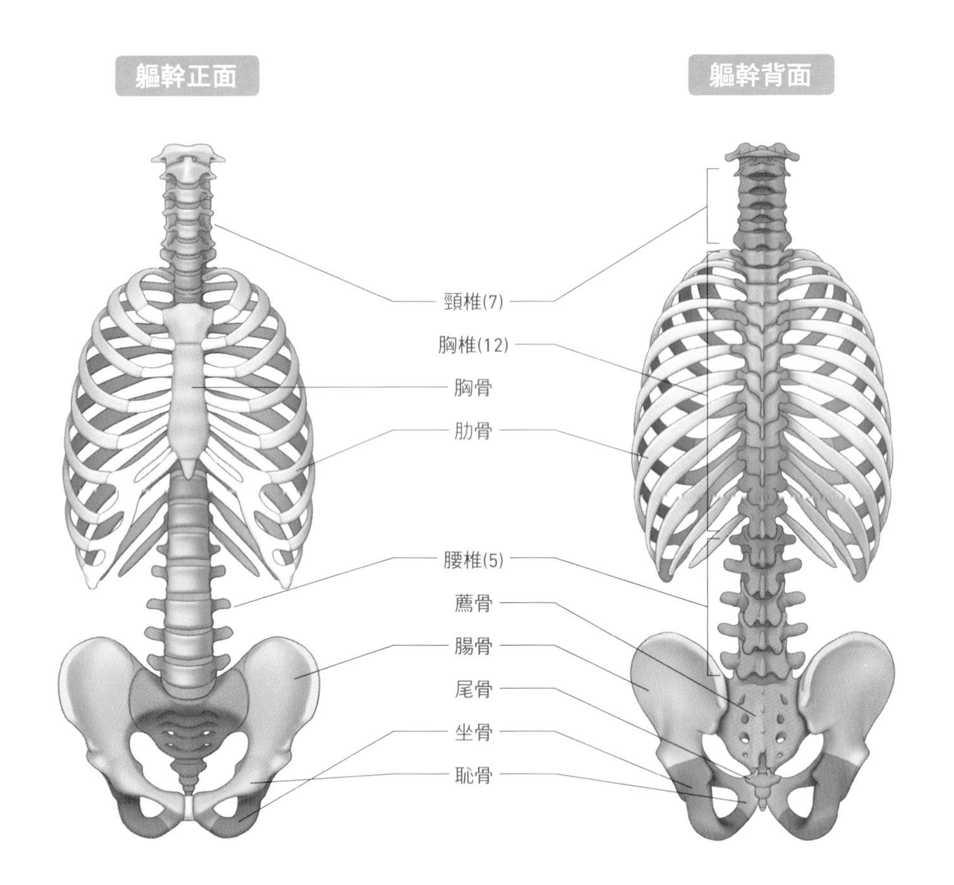

軀幹

用語	原文
脊椎	Vertebral column
ー頸椎	Cervical vertebrae
ー胸椎	Thoracic vertebrae
ー腰椎	Lumbar vertebrae
ー薦骨	Sacrum
ー尾骨	Coccyx
胸骨	Sternum
肋骨	Ribs
髖骨	Hip、os Coxae
ー腸骨	Ilium
ー坐骨	Ischium
ー恥骨	Pubis

上肢

用語	原文
上肢	Upper limb
肩帶	Shoulder girdles
ー鎖骨	Clavicle
ー肩胛骨	Scapula
ー肱骨	Humerus
前臂	forearm
ー尺骨	Ulna
ー橈骨	Radius
手骨	hand bones
ー腕骨	Carpals
ー掌骨	Metacarpals
ー指骨	Phalanges

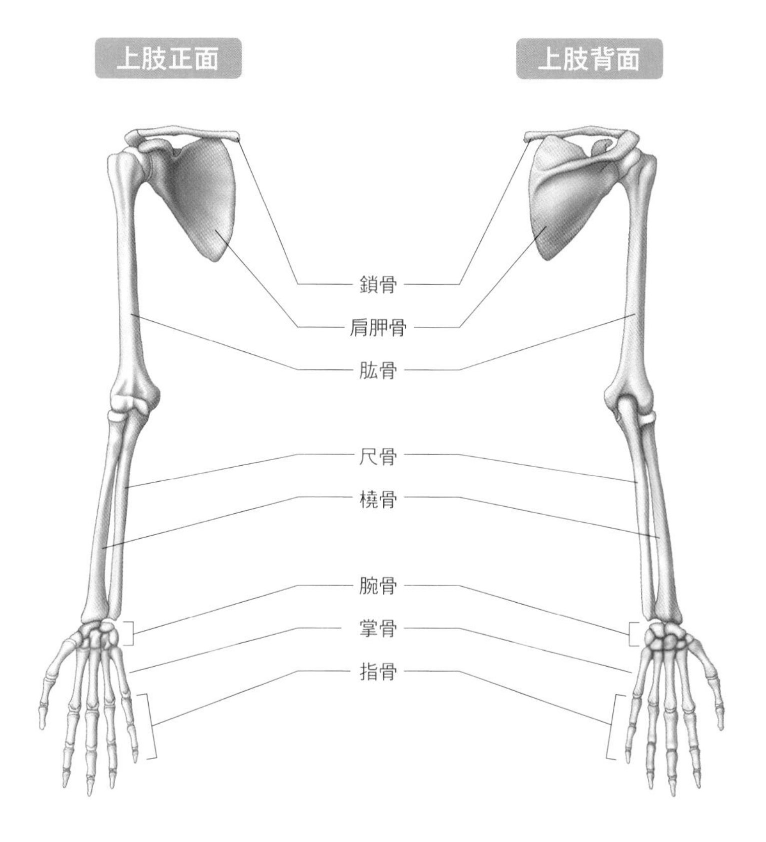

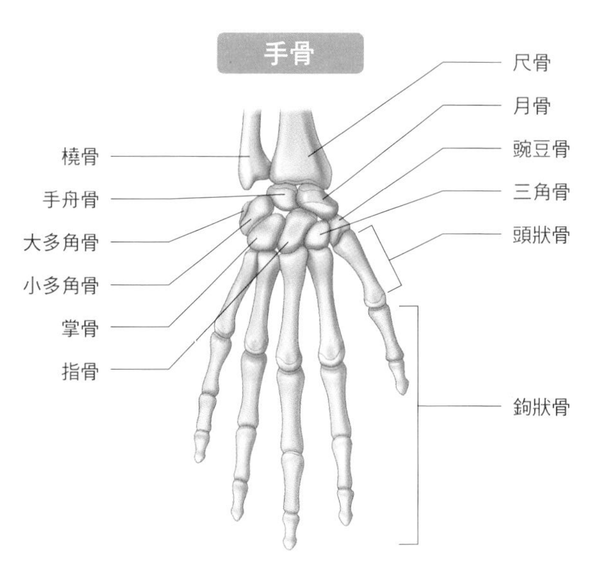

手骨

用語	原文
尺骨	Ulna
橈骨	Radius
手骨	hand bones
腕骨	Carpals
一手舟骨	Scaphoid
一月骨	Lunate
一三角骨	Triquetrum
一豌豆骨	Pisiform
一大多角骨	Trapezium
一小多角骨	Trapezoid
一頭狀骨	Capitate
一鉤狀骨	hamate
手掌骨	Metacarpals
指骨	Phalanges

下肢正面　　下肢背面

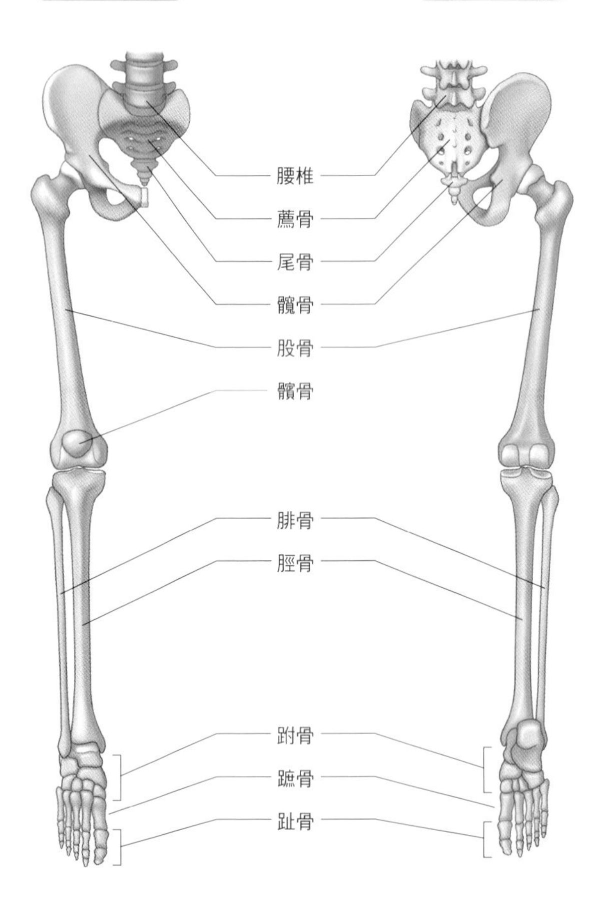

下肢

用語	原文
腰椎	Lumbar vertebrae
薦骨	Sacrum
尾骨	Coccyx
髖骨	Hip、os Coxae
一腸骨	Ilium
一坐骨	Ischium
一恥骨	Pubis
股骨	Femur
髕骨	Patella
腓骨	Fibula
脛骨	Tibia
足骨	foot bones
跗骨	Tarsals
一蹠骨	Metatarsals
一趾骨	Phalanges

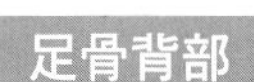

足骨背部　　足骨側面

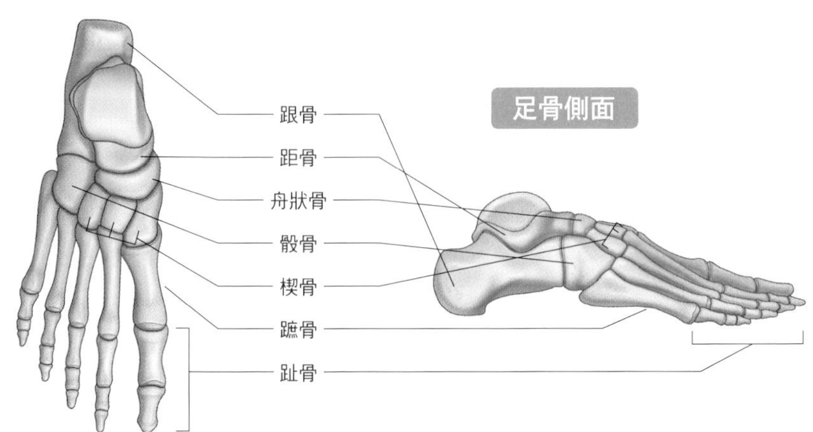

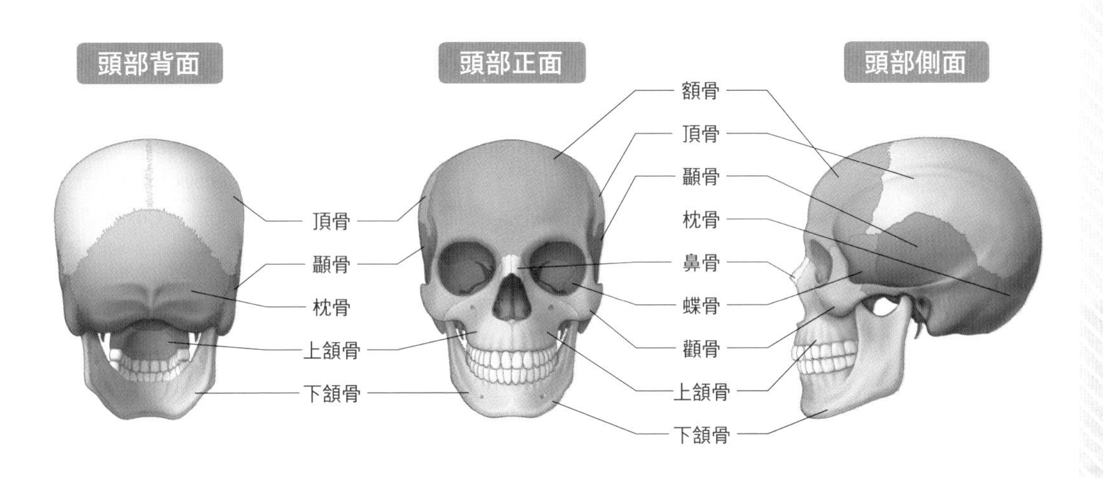

足骨

用語	原文
足骨	foot bones
跗骨	Tarsals
一跟骨	Calcaneus
一距骨	Talus
一舟狀骨	Navicular
一骰骨	Cuboid
一楔骨	Cuneiform
蹠骨	Metatarsals
趾骨	Phalanges

頭骨

用語	原文
顱骨	Cranial bone
一額骨	Frontal bone
一頂骨	Parietal bone
一顳骨	Temporal bone
一枕骨	Occipital bone
一蝶骨	Sphenoid bone
顏面骨	Facial bone
一鼻骨	Nasal bone
一顴骨	Zygomatic bone
一上頜骨	Maxilla
一下頜骨	mandible

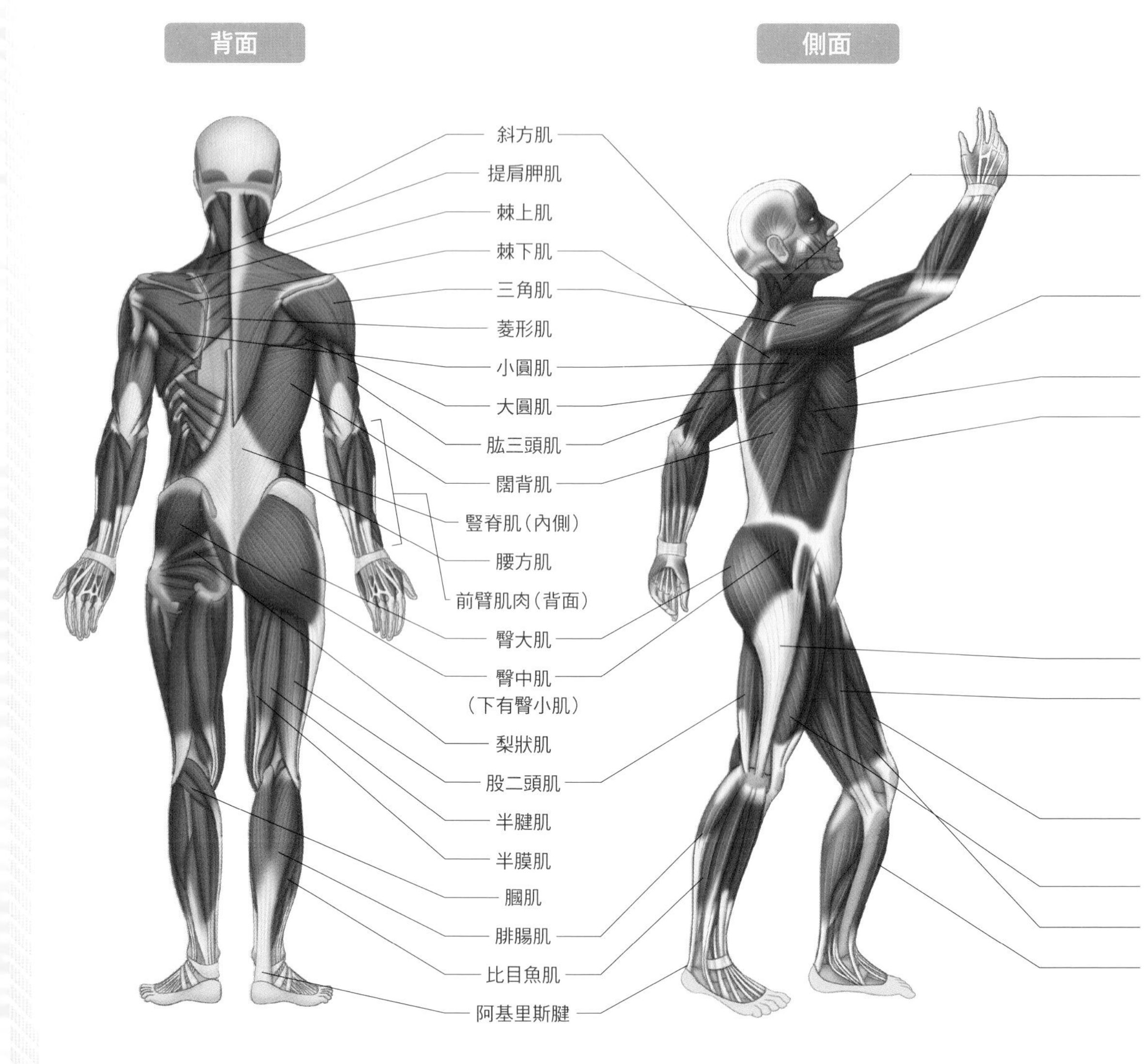
背面
側面
斜方肌
提肩胛肌
棘上肌
棘下肌
三角肌
菱形肌
小圓肌
大圓肌
肱三頭肌
闊背肌
豎脊肌（內側）
腰方肌
前臂肌肉（背面）
臀大肌
臀中肌
（下有臀小肌）
梨狀肌
股二頭肌
半腱肌
半膜肌
膕肌
腓腸肌
比目魚肌
阿基里斯腱

｜肌肉系統常見用語一覽表｜全身

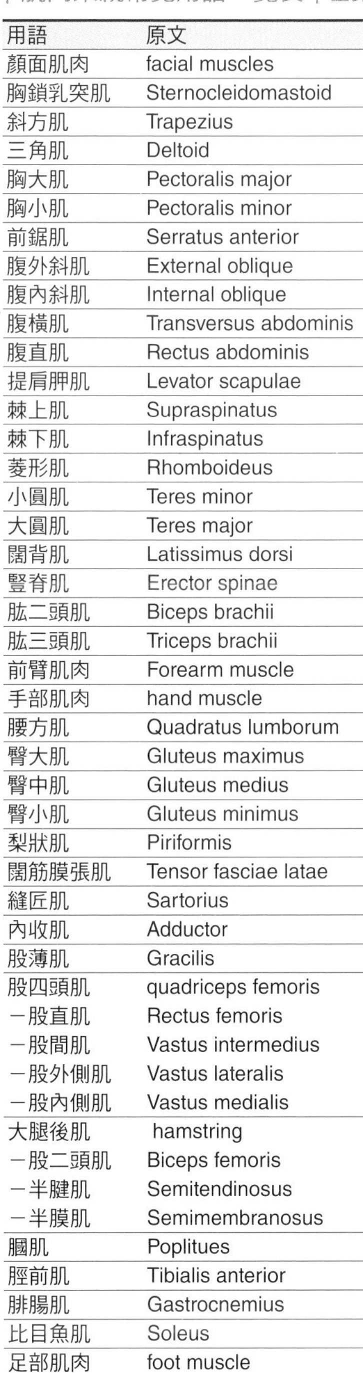

用語	原文
顏面肌肉	facial muscles
胸鎖乳突肌	Sternocleidomastoid
斜方肌	Trapezius
三角肌	Deltoid
胸大肌	Pectoralis major
胸小肌	Pectoralis minor
前鋸肌	Serratus anterior
腹外斜肌	External oblique
腹內斜肌	Internal oblique
腹橫肌	Transversus abdominis
腹直肌	Rectus abdominis
提肩胛肌	Levator scapulae
棘上肌	Supraspinatus
棘下肌	Infraspinatus
菱形肌	Rhomboideus
小圓肌	Teres minor
大圓肌	Teres major
闊背肌	Latissimus dorsi
豎脊肌	Erector spinae
肱二頭肌	Biceps brachii
肱三頭肌	Triceps brachii
前臂肌肉	Forearm muscle
手部肌肉	hand muscle
腰方肌	Quadratus lumborum
臀大肌	Gluteus maximus
臀中肌	Gluteus medius
臀小肌	Gluteus minimus
梨狀肌	Piriformis
闊筋膜張肌	Tensor fasciae latae
縫匠肌	Sartorius
內收肌	Adductor
股薄肌	Gracilis
股四頭肌	quadriceps femoris
一股直肌	Rectus femoris
一股間肌	Vastus intermedius
一股外側肌	Vastus lateralis
一股內側肌	Vastus medialis
大腿後肌	hamstring
一股二頭肌	Biceps femoris
一半腱肌	Semitendinosus
一半膜肌	Semimembranosus
膕肌	Poplitues
脛前肌	Tibialis anterior
腓腸肌	Gastrocnemius
比目魚肌	Soleus
足部肌肉	foot muscle

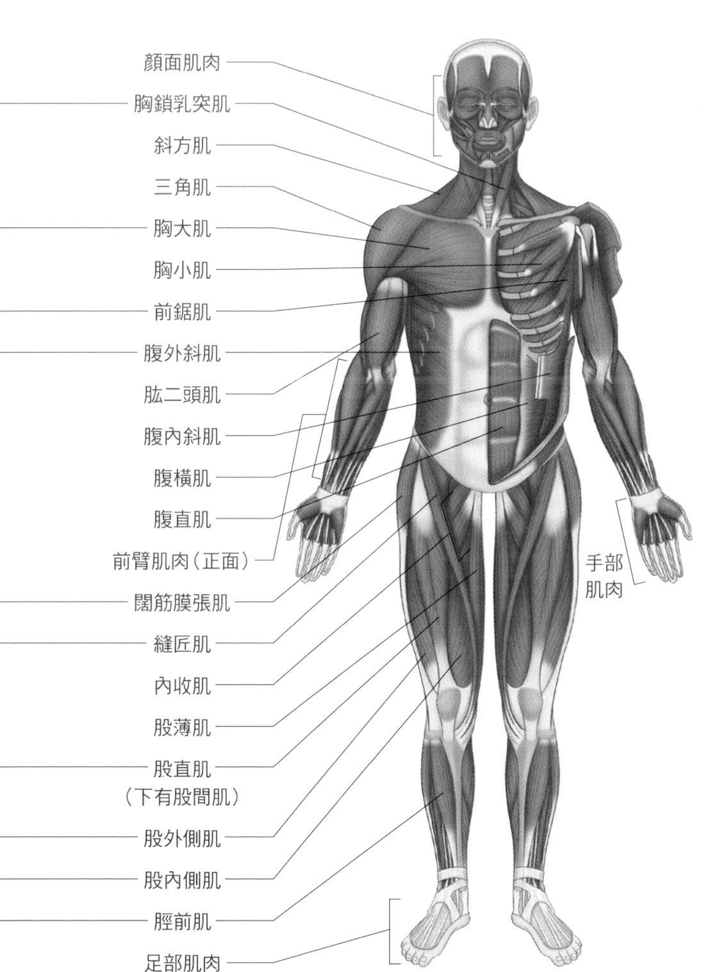

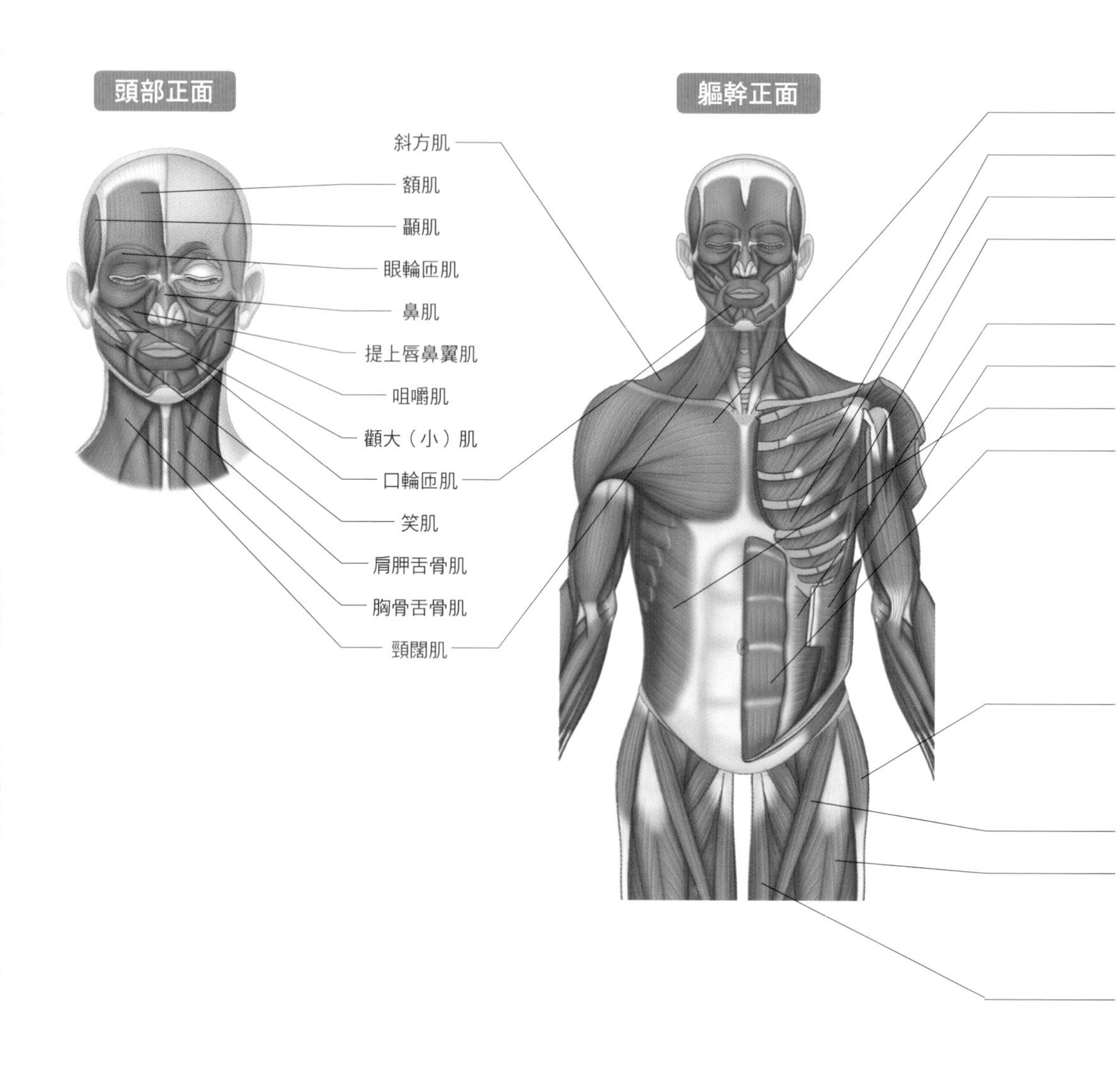
頭部正面
軀幹正面
斜方肌
額肌
顳肌
眼輪匝肌
鼻肌
提上唇鼻翼肌
咀嚼肌
顴大（小）肌
口輪匝肌
笑肌
肩胛舌骨肌
胸骨舌骨肌
頸闊肌

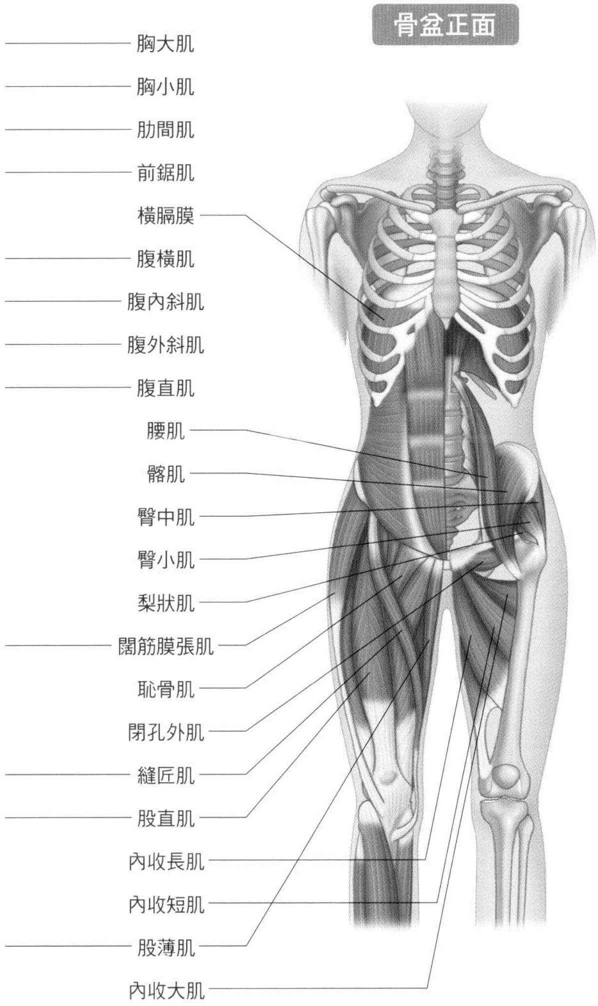

骨盆正面

胸大肌
胸小肌
肋間肌
前鋸肌
橫膈膜
腹橫肌
腹內斜肌
腹外斜肌
腹直肌
腰肌
髂肌
臀中肌
臀小肌
梨狀肌
闊筋膜張肌
恥骨肌
閉孔外肌
縫匠肌
股直肌
內收長肌
內收短肌
股薄肌
內收大肌

肌肉－正面

用語	原文
額肌	Frontalis
顳肌	Temporalis
顏面肌肉	Facial muscles
－眼輪匝肌	Orbicularis oculi
－鼻肌	Nasalis
－提上唇鼻翼肌	Levator labii
－顴大（小）肌	Zygomaticus
－咀嚼肌	Masseter
－口輪匝肌	Orbicularis oris
－笑肌	Risorius
－頸闊肌	Platysma
胸骨舌骨肌	Sternohyoid
肩胛舌骨肌	omohyoid
胸鎖乳突肌	Sternocleidomastoid
斜方肌	Trapezius
胸大肌	Pectoralis major
胸小肌	Pectoralis minor
前鋸肌	Serratus anterior
肋間肌	intercostal
橫膈膜	Diaphragm
腹內斜肌	Internal oblique
腹橫肌	Transversus abdominis
腹外斜肌	External oblique
腹直肌	Rectus abdominis
腰肌	Psoas
髂肌	lioacus
臀中肌	Gluteus medius
臀小肌	Gluteus minimus
梨狀肌	Piriformis
闊筋膜張肌	Tensor fasciae latae
恥骨肌	Pectineus
閉孔外肌	Obturator externus
縫匠肌	Sartorius
股直肌	Rectus femoris
內收長肌	Adductor longus
內收大肌	Adductor magnus
內收短肌	Adductor brevis

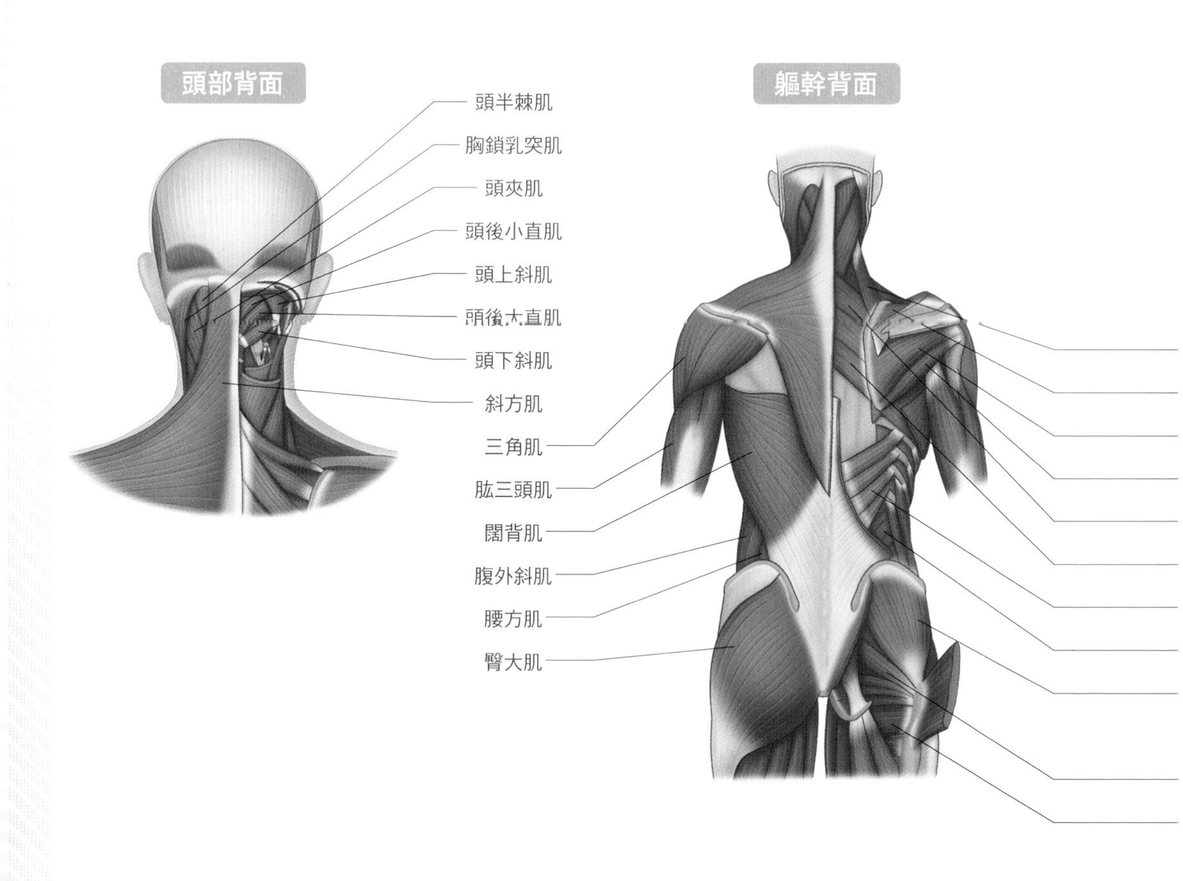
頭部背面
頭半棘肌
胸鎖乳突肌
頭夾肌
頭後小直肌
頭上斜肌
頭後大直肌
頭下斜肌
斜方肌
軀幹背面
三角肌
肱三頭肌
闊背肌
腹外斜肌
腰方肌
臀大肌

肌肉－背面

用語	原文
頭半棘肌	Semispinalis capitis
頭夾肌	Splenius capitis
枕下肌	suboccipital Muscles
頭後小直肌	Rectus capitis posterior minor
頭後大直肌	Rectus capitis posterior major
頭上斜肌	Obliquus capitis superior
頭下斜肌	Obliquus capitis inferior
胸鎖乳突肌	Sternocleidomastoid
斜方肌	Trapezius
三角肌	Deltoid
肱三頭肌	Triceps brachii
闊背肌	Latissimus dorsi
腹外斜肌	External oblique
腰方肌	Quadratus lumborum
臀大肌	Gluteus maximus
豎脊肌	Erector spinae
最長肌	Longissimus
棘肌	Spinalis
髂肋肌	Iliocostalis
半棘肌	Semispinalis
提肩胛肌	Levator scapulae
棘上肌	Supraspinatus
棘下肌	Infraspinatus
小圓肌	Teres minor
大圓肌	Teres major
小菱形肌	Rhomboideus minor
大菱形肌	Rhomboideus major
後下鋸肌	Serratus Posterior Inferior
腹內斜肌	Internal oblique
臀中肌	Gluteus medius
臀小肌	Gluteus minimus
梨狀肌	Piriformis
股方肌	Quadratus femoris

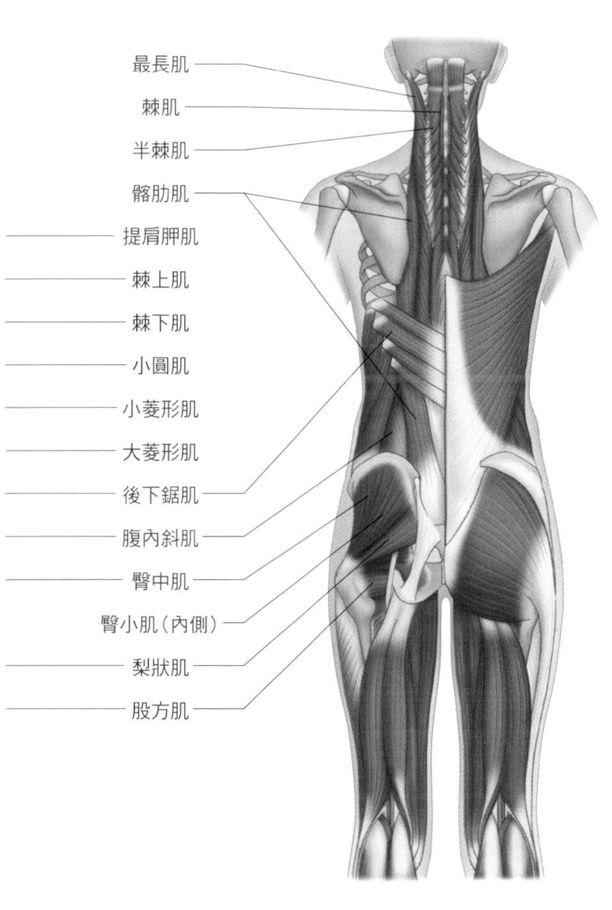

腿部正面

髂腰肌
闊筋膜張肌
縫匠肌
恥骨肌
內收長肌
內收大肌
股薄肌
股直肌
股間肌
（內側）
股內側肌
股外側肌
腓骨長肌
脛前肌
伸趾長肌

腿部側面

腿部背面

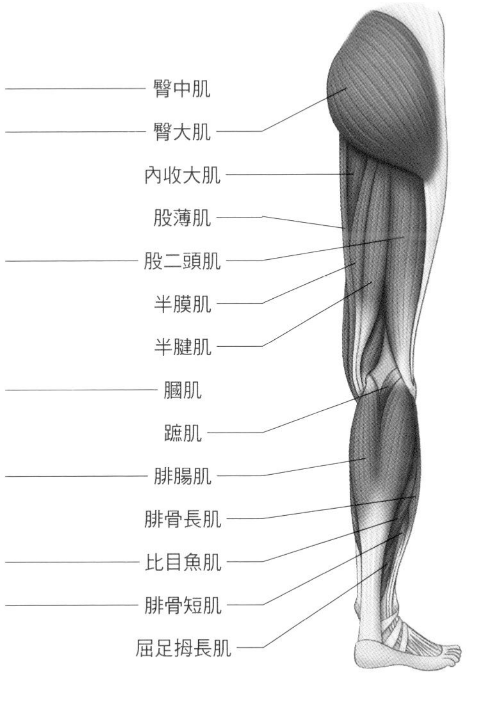

肌肉－腿部

用語	原文
髂腰肌	liopasoas
闊筋膜張肌	Tensor fasciae latae
縫匠肌	Sartorius
恥骨肌	Pectineus
內收長肌	Adductor longus
內收大肌	Adductor magnus
股薄肌	Gracilis
股四頭肌	quadriceps femoris
－股直肌	Rectus femoris
－股外側肌	Vastus lateralis
－股間肌	Vastus intermedius
－股內側肌	Vastus medialis
腓骨長肌	Peroneus longus
脛前肌	Tibialis anterior
伸趾長肌	Extensor digitorum longus
臀中肌	Gluteus medius
臀大肌	Gluteus maximus
大腿後肌	hamstring
－股二頭肌	Biceps femoris
－半腱肌	Semitendinosus
－半膜肌	Semimembranosus
膕肌	Poplitues
蹠肌	Plantaris
腓腸肌	Gastrocnemius
比目魚肌	Soleus
腓骨短肌	Peroneus brevis
屈足拇長肌	Flexor hallucis longus

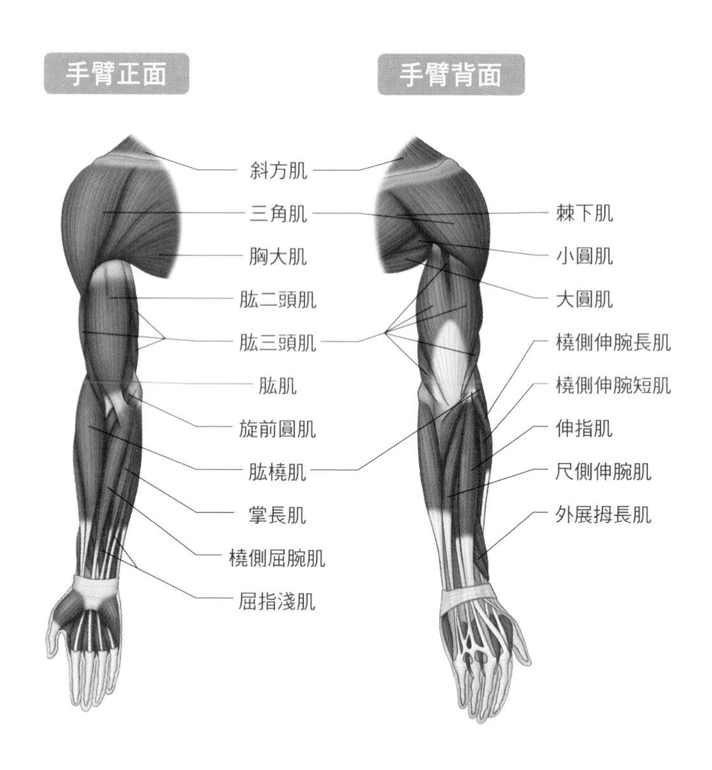

肌肉－手臂

用語	原文
斜方肌	Trapezius
三角肌	Deltoid
胸大肌	Pectoralis major
肱二頭肌	Biceps brachii
肱三頭肌	Triceps brachii
肱肌	Brachialis
前臂肌肉（正面）	Forearm muscles
－旋前圓肌	Pronator teres
－肱橈肌	Brachioradialis
－掌長肌	Palmaris longus
－橈側屈腕肌	Flexor carpi Radialis
－屈指淺肌	Flexor digitorum superficialis

用語	原文
棘下肌	Infraspinatus
小圓肌	Teres minor
大圓肌	Teres major
前臂肌肉（背面）	Forearm muscles
－橈側伸腕長肌	Extensor carpi radialis longus
－橈側伸腕短肌	Extensor carpi radialis brevis
－伸指肌	Extensor digitorum
－尺側伸腕肌	Extensor carpi ulnaris
－外展拇長肌	Abductor pollicis longus

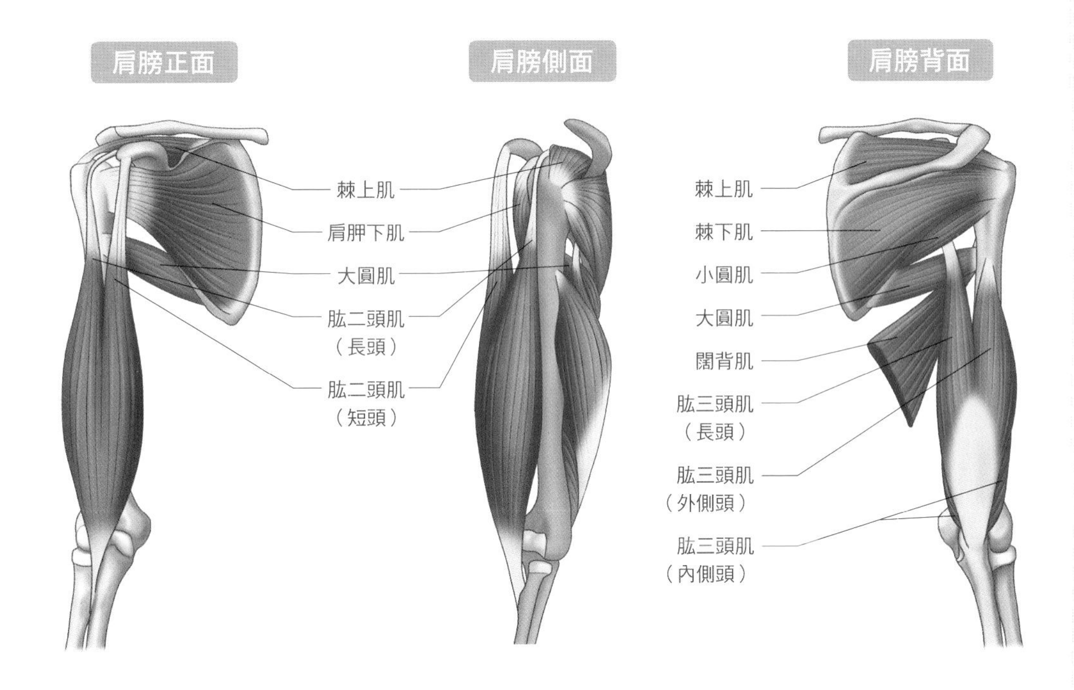

肌肉－肩膀

用語	原文
旋轉肌袖	Rotator cuff
－棘上肌	Supraspinatus
－棘下肌	Infraspinatus
－肩胛下肌	Subscapularis
－小圓肌	Teres minor
大圓肌	Teres major
肱二頭肌	Biceps brachii
闊背肌	Latissimus dorsi
肱三頭肌	Triceps brachii

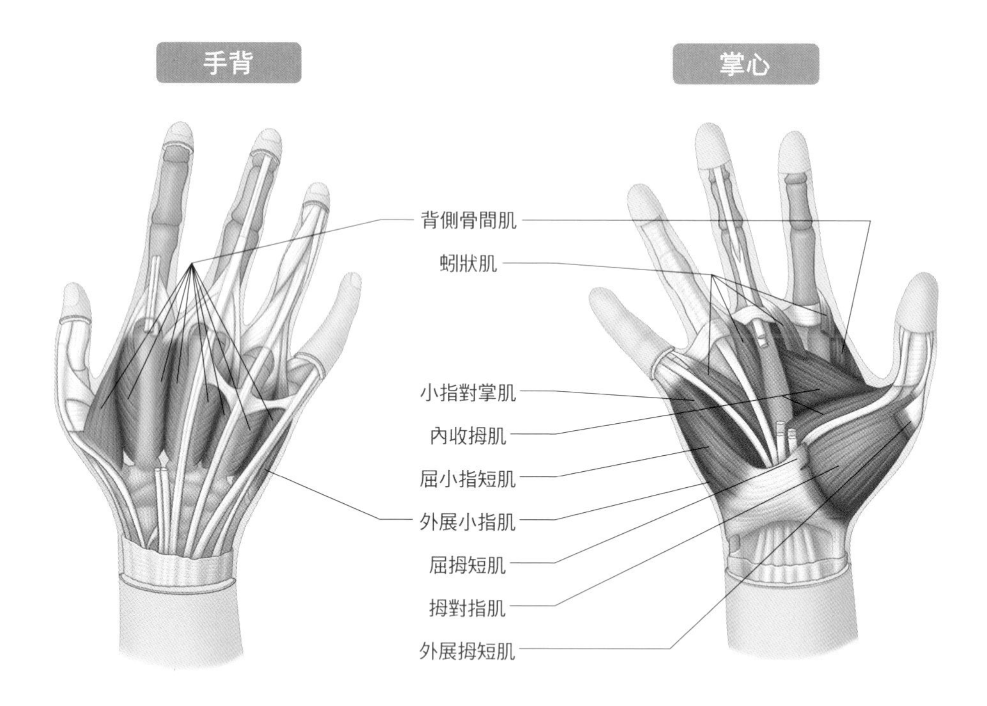

肌肉－手

用語	原文
背側骨間肌	dorsal interosseus
外展小指肌	abductor digiti minimi
蚓狀肌	Lumbricals
屈小指短肌	Flexor digiti minimi
小指對掌肌	Opponens digiti minimi
內收拇肌	adductor pollicis
屈拇短肌	Flexor pollicis brevis
拇對指肌	Opponens pollicis
外展拇短肌	Abdoctor pollicis braevis

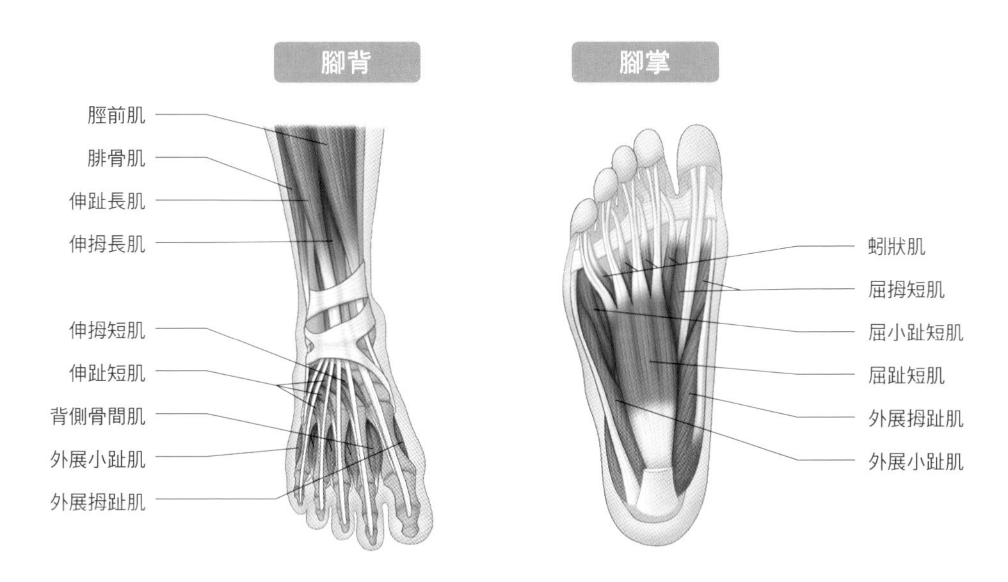

肌肉－腳

用語	原文
脛前肌	Tibialis anterior
腓骨肌	Peroneus
伸趾長肌	Extensor digitorum longus
伸拇長肌	Extensor pollicis longus
伸拇短肌	Extensor pollicis brevis
伸趾短肌	Extensor digitorum brevis
背側骨間肌	Dorsal interossei
外展拇趾肌	Abductor pollicis
外展小趾肌	Abductor digiti minimi
蚓狀肌	Lumbricals
屈拇短肌	Flexor pollicis brevis
屈小趾短肌	Flexor digiti minimi brevis
屈趾短肌	Flexor digitorum brevis

台灣廣廈國際出版集團
Taiwan Mansion International Group

國家圖書館出版品預行編目（CIP）資料

徒手復健伸展全書【附教學影片QRCODE】：在家就能做！ YT爆紅物理治療師教你揪出痠痛點，學會簡單動作讓肌肉回到原位，用對發力位置避免代償，終結痠痛！／崔在錫作.
-- 新北市：蘋果屋出版社有限公司，2023.12
面； 公分
ISBN 978-986-130-602-5(平裝)
1.CST：復健醫學 2.CST：運動療法 3.CST：物理治療

418.92 112015680

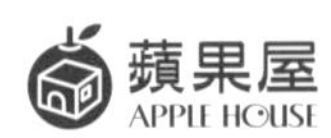

徒手復健伸展全書【附教學影片QRCODE】

在家就能做！YT爆紅物理治療師教你揪出痠痛點，學會簡單動作讓肌肉回到原位，用對發力位置避免代償，終結痠痛！

作　　者／崔在錫
譯　　者／葛瑞絲
編輯中心編輯長／張秀環
編輯／陳宜鈴
封面設計／林珈伃・內頁排版／菩薩蠻數位文化有限公司
製版・印刷・裝訂／皇甫・秉成

行企研發中心總監／陳冠蒨
媒體公關組／陳柔彣
綜合業務組／何欣穎
線上學習中心總監／陳冠蒨
數位營運組／顏佑婷
企製開發組／江季珊、張哲剛

發 行 人／江媛珍
法 律 顧 問／第一國際法律事務所 余淑杏律師・北辰著作權事務所 蕭雄淋律師
出　　版／蘋果屋
發　　行／台灣廣廈有聲圖書有限公司
地址：新北市235中和區中山路二段359巷7號2樓
電話：（886）2-2225-5777・傳真：（886）2-2225-8052

代理印務・全球總經銷／知遠文化事業有限公司
地址：新北市222深坑區北深路三段155巷25號5樓
電話：（886）2-2664-8800・傳真：（886）2-2664-8801
郵 政 劃 撥／劃撥帳號：18836722
劃撥戶名：知遠文化事業有限公司（※單次購書金額未達1000元，請另付70元郵資。）

■出版日期：2023年12月
ISBN：978-986-130-602-5